요료법과 줄기세포

요료법과 줄기세포

미국생명과학 연구진 '오줌에도 줄기세포가 있다' 발표

김정희 지음

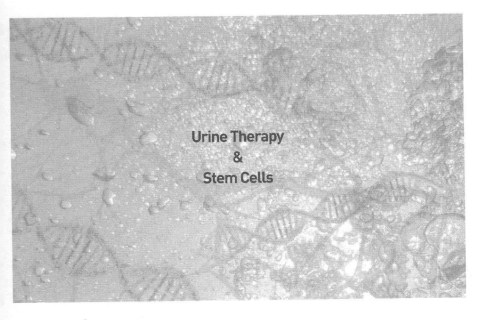

Urine Therapy
&
Stem Cells

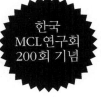

한국
MCL연구회
200회 기념

감기에서 암까지 **돈과 약이 필요 없는 건강법**

양수, 모유, 오줌은 3대 생명수이며
요료법은 자신의 오줌으로 병을 치유하는 것이다

산수야

차례

Chapter 1 요료법

요료법이란 무엇인가 _ 34

오줌의 생성과 성분 _ 34
오줌은 생명체의 혈액에서 나오는 것 _ 34 ㅣ 오줌과 혈액의 성분비교 _ 36 ㅣ 오줌의 생리
활성물질 _ 36 ㅣ 오줌과 장내세균 _ 37 ㅣ 입에서 항문까지는 체외 _ 37 ㅣ 오줌은 자신이
만들어 낸 '생명수' _ 38

요료법의 역사 _ 39
기원전부터 이어 내려온 요 건강법 _ 39 ㅣ 여러 가지 용도로 사용된 오줌 _ 41 ㅣ 역사적
으로 본 한국의 요료법 이모저모 _ 41

요료법의 과학 _ 47
오줌은 깨끗하다 _ 47 ㅣ 오줌은 많은 정보를 갖고 있다 _ 48 ㅣ 오줌의 중요성분과 작용 _
48 ㅣ 오줌은 우수한 약제사 _ 50

Chapter 4 요료법 체험담

Chapter 5 요료법 한담

추천사

한국 요료법의 선구자 한국MCL연구회 모임 200회를 축하하며

우리 가족이나 친지들이 가끔 나에게 "병원에 오는 환자들에게 제발 오줌이야기 좀 하지 말아라. 우리 병원에 오고 싶어도 오줌 먹일까 봐서 못 오는 사람들이 있다."고 충고하는 경우가 종종 있습니다. 오줌요법 때문에 병원 소문이 안 좋다는 이야기입니다. 그래서 내 마음에 오줌이야기를 하지 말아볼까 하는 생각이 들 때도 있었는데 막상 환자분들을 만나게 되면 또 오줌이야기를 안하고는 못 배깁니다. 이렇게 좋은 요법을 안 가르쳐준다면 너무나 안타깝다는 생각이 들기 때문입니다.

따라서 나는 우리 병원을 찾는 거의 모든 환자와 가족들에게 지난 15년동안 오줌요법을 소개하고 있고 관련 도서와 인터넷 정보 등을 안내해 주고 있습니다. 특히 김정희 회장, 강국희 교수, 김용태 약사, 이영미 의사, 나까오 의사 등의 요료법 책을 읽게 하여 요료법의 역사, 그 과학적 원리와 효능을 바로 알도록 가르쳐주고 있습니다.

2004년 봄 일본 도쿄에서 열린 아시아 태평양지역 요료법 학회에 참석한 일이 있었습니다. 나는 한국의 대체의학을 주제로 초청강의를 부탁받고 강사자격으로 참석했습니다. 2박 3일 동안의 요료법 학회를 통해서 "오줌 요법이 참 신기하고 놀라운 효과가 있다"는 것을 직접 내 눈으로 보고 들었는데 그때만 해도 내가 직접 오줌을 마셔야겠다는 생각은 없었습니다. 나에게 '건강상의 문제가 없는데 오줌요법을 할 필요가 뭐 있겠는가' 라고 생각했습니다.

그 무렵 어느 천주교회 초청으로 건강강의를 한 일이 있었는데 그 자리에서 내가 도쿄의 오줌요법학회 이야기를 했던 모양입니다. 몇 달 후 그 건강강의에 참석했다는 50대 여성으로부터 전화가 왔습니다.

"박사님, 너무 감사합니다. 제가 류머티스 관절염으로 잘 걷지도 못하고 손가락이 뻗어져 있어서 화장지를 못 쥐니까 남편이 뒤를 닦아주는 생활을 하고 있었는데 지금은 거의 다 좋아졌습니다. 박사님 말씀을 듣고 생채식을 하면서 오줌을 날마다 여러 잔 마시고 오줌으로 전신 마사지도 했는데 너무나 효과가 좋습니다. 이것은 하나님의 약입니다. 그래서 요즘은 요료법 책을 주변 많은 사람들에게 선물하고 있습니다. 그리고 지난 20년 동안 불면증으로 수면제 없으면 잠을 못 잤는데 지금은 약을 먹지 않고도 잠을 잘 잡니다."

이 전화를 받은 그날부터 나도 오줌을 마시기 시작했습니다. 그러니까 내가 오줌을 마신지가 올해로 15년째가 됩니다.

나는 2008년부터 매년 한두 차례씩 주로 아프리카, 중남미, 서태평양 오지에 의료봉사를 가는데 비행기 안에서도 요료법을 합니다. 내가 기내 화장실에 가면 사람들은 일보러 가는 줄 알겠지만 나는 보약을 먹으러 갑니다. 기내에서 보약을 먹으면서 가면 아프리카에 내릴 때 시차를 별로 못 느낍니다.

우리 의사들을 만나기 위해 아프리카의 수많은 환자들이 먼 길을 맨발로 걸어와서 기다리고 있기 때문에(그곳에는 태어나서 의사를 처음 본 사람들도 많다) 숙소에 짐을 풀기도 전에 환자를 봐야 합니다. 보약을 늘 마시면서 진료를 하게 되면 훨씬 덜 피곤합니다. 아프리카 숙소에서는 밤에 전기가 나가버리거나 욕실에 수돗물이 나오지 않는 일이 자주 있는데 이럴 경우에는 모기에 물린 팔다리를 오줌으로 마사지하면 아주 좋습니다.

아프리카에서 진료를 해보신 분들은 알겠지만 거기에는 난치성 피부질환, 원인을 알 수 없는 전신통증과 소화기 질환이 아주 많습니다. 나는 내가 만난 거의 모든 아프리카 환자들에게 식이요법과 요료법을 가르쳐주는데, 이걸 제대로 실천하는 사람들에게서는 극적인 효과가 있습니다.

그동안 요료법을 실천한 나 자신이나 우리 병원 환자분들에게서 요료법을 함으로써 어떤 부작용이나 잘못된 증세가 일어나는 것을 본 일이 없습니다. 요료법을 실천하고 있는 모든 분들에게 어느 정도 효과가 있었는지 모든 정보를 다 알 수는 없지만 이 요법이 너무 좋다고 감사해 하는 분들을 자주 만나고 있습니다.

대사장애, 자가 면역질환, 만성 피부질환, 만성통증, 신경증적 장애 등 여러 가지 난치성 질환들이 우리 병원의 생채식요법과 함께 요료법을 실천할 때 극적인 치유가 일어나는 것을 보고 있습니다.

당뇨, 고혈압, 비만, 디스크, 척추관협착증, 관절통, 알레르기 비염, 축농증, 각종 피부질환, 편두통, 신증후군, 우울증, 불면증 등 만성질환 환자들이 요료법을 통해서 스스로 자신의 병증을 치유하여 건강하게 지내고 있는 모습을 늘 보고 있습니다.

요료법은 이처럼 안전하고도 뛰어난 효과가 있는데도 어떤 전문가들은 "오줌은 노폐물인데 이걸 먹으면 절대 안 된다."는 식으로 요료법을 비판하고 있다는 말을 들었습니다. 우리가 무엇에 대해서 비판을 하려면 그것에 대해서 제대로 알고 비판을 해야 합니다. 잘 알지도 못하고, 알아보려고 노력도 하지 않고, 직접 실천해 보지도 않으면서 무턱대고 비판하는 것은 과학자로서 바른 태도라고 볼 수가 없지요.

요료법의 역사는 수천 년이 되었고, 지금 지구상에서 요료법을 환자치료에 응용하고 있는 의료인도 수만 명에 이르며, 4년마다 한 번씩 세계요료법 학회도 개최되고 있습니다. 더욱이 요료법에 관한 책도 수백 종류가 있고, 요료법에 대한 의학적 성과를 증명하는 수많은 과학적 논문이 있으므로 많은 자료들을 살펴보고 그것에 대해서 비판하는 것은 괜찮습니다.

외국에서는 요료법을 골드워터(Gold Water), 생명수요법(Water of Life), 돈과 시간과 노력이 전혀 들지 않는 3N요법이라 부르고 있습니다. 김정희 회장님께서는 한국MCL연구회를 창립하여 30년간 요료법을 연구하고 세상에 알리는 일을 열심히 하셨습니다. 이처럼 요료법을 과학적으로 연구하여 그 성과를 세상에 알리는 일을 중심적으로 해 온 한국MCL연구회 모임 200회를 맞이하여 이 귀한 책이 출간되는 것을 진심으로 축하드리며, 많은 분들이 이 책을 읽도록 추천합니다.

2018년 12월
의학박사 외과전문의
하나통합의원 원장 전홍준

축사

요료법의 선구자 김정희 MCL회장님의 올곧은 삶

사람의 삶을 평가할 때 신념과 가치관이라는 두 가지 기준을 가지고 보면 선명하게 구분 지을 수 있습니다. 김정희 선생님은 요료법(오줌건강법)에 대하여 깊은 신념과 의학적 가치를 깨닫고 30년간 평생을 바쳐 교육과 홍보에 헌신하신 특별한 분이십니다.

일찍이 서울대 생물학과를 졸업하시고 보건대학원 석사학위를 받으실 정도로 과학자의 기초를 잘 닦으신 분이십니다. 이런 분이 1990년 일본에서 유행하고 있던 『기적을 일으키는 요료법』이라는 책을 번역하시고, 그 책의 저자인 나까오 선생(내과의사)을 초대하여 강연회를 개최하여 오줌에 대한 일반 사람들의 잘못된 생각을 바꾸려고 노력하신 것은 참으로 높이 평가 받을 일입니다.

그 당시로서는 오줌이 더럽다는 것이 국민들의 일반 상식화된 개념인데 이것을 마시도록 권장하는 활동을 공개적으로 한다는 것은 정말로 쉬운 일이 아니었을 것입니다. 그러나 김정희 선생님은 이것을 대중들에게 당당히 공개적으로 권장활동을 해 오셨는데 이것은 특별한 신념과 가치를 느끼지 않고서는 불가능한 일이라고 생각합니다.

김정희 선생님은 초지일관 과학적 측면에서 오줌이 더럽지 않은 것이고 오히려 건강에 좋다는 이론을 널리 홍보하기 위하여 여러 권의 책을 번역 또는 저술하셨습니다.

또, 요료법을 보급시키기 위해서 MCL연구회를 설립하여 선생님의 자택에서 모임을 가지고 토론세미나를 개최해 오셨는데 이번에 200회 기념특집을 만들게 된 것을 높이 치하하는 바입니다.

선생님의 요료법 보급활동으로 도움을 얻은 수많은 환자, 난치병 치유자, 그리고 생활의 활력을 되찾은 분들은 아마도 전국에 수백만 명에 이를 것입니다. 그분들의 절약된 건강비용을 돈으로 환산한다면 아마도 천문학적인 금액이 될 것이며, 결국 그만큼 국가경제, 국민건강에 기여하신 공로가 대단하다는 것을 알 수 있습니다.

국민건강에 기여한 공로의 크기로 본다면 당연히 정부에서 표창을 해야 마땅하다고 보지만 아직은 현실적 여건이 마련되어 있지 않아서 아쉽게 생각합니다.

또 한 가지 높이 평가하고 싶은 것은 요료법이 각종 질병의 치유에 탁월한 효과가 있다는 것을 몸소 체험하시고 또 수많은 체험 사례가 있음에도 불구하고 흔히 말하자면 요료법을 이용하여 환자를 상대로 돈벌이의 수단으로 활용하지 않았다는 점입니다.

항상 무상으로 상담해 주면서 과학정보를 소개하여 본인들이 알아서 실천하도록 도와주는 역할을 하셨습니다. 김정희 선생님이 일생 동안 요료법 연구와 홍보에 바치신 그 높으신 뜻과 교육적 효과는 길이길이 우리 국민들의 가슴 속에 남아서 기억될 것입니다. 김정희 선생님의 초지일관하신 요료법 홍보활동에 감사를 드리면서 글을 마칩니다.

2018년 12월
성균관대학교 생명공학부 명예교수
한국요료협회 회장 강국희

축사

한국MCL연구회 200회 기념 출간을 축하드리며

한국에서 요료법 모임이 시작된 지 근 30년이 되었습니다. 그동안 오줌을 배설물이라고 치부했던 사람들의 고정관념을 바꾸어 그것이 생명수임을 깨닫게 하는 요료법을 한국에 처음 소개한 김정희 선생님께 큰 감사를 드립니다.

선생님은 요료법을 통하여 주변사람들의 건강을 지키게 해 주는 것 뿐 아니라, 인자한 웃음으로 마음에 평온함까지 주고 있습니다. 선생님이 이끌고 있는 한국MCL연구회는 돈과 시간과 장소에 구애받지 않고 자신의 건강을 지키는 요료법을 널리 알리는 일에 앞장서고 있으며 200회 모임이라는 결실을 맺게 되었습니다.

저는 오랫동안 선생님의 이웃에서 한약전문약국을 경영하면서 선생님께서 진지함으로 전해 주신 오줌의 중요성에 대하여 깨닫고, 이제는 오줌을 물 마시 듯하며 건강을 지키고 있습니다.

한방에서는 예로부터 침, 눈물, 땀, 오줌은 진액의 일부로 알고 있습니다. 본래 내 것인 오줌을 내가 먹는데 무슨 문제가 있겠습니까? 2014년 미국에서 오줌 속에 줄기세포가 있다는 것을 발표했습니다. 그동안 과학적으로 그 원리가 자세히 뒷받침되지 못하여 소외되었던 요료법이 이제는 명확한 과학적인 근거를 가지고 그 효능이 입증될 수 있게 되어 매우 기쁘게 생각합니다.

2006년 제4회 세계요료법대회를 한국에서 개최하신 김정희 선생님의 그동안의 노고를 통하여 앞으로 면역력 저하로 나타나는 난치병들을 낫게 하고 또, 장수시대에 건강을 지키게 도와주는 요료법이 우리들 건강에 큰 버팀돌이 되기를 기대하며 생명수 요법을 연구하시고 한국에 널리 알려주신 김정희 선생님께 거듭 감사드립니다.

한국약사고방연구회 명예회장
분당 오령약국 원장 조구희

축사

김정희 회장님의
『요료법과 줄기세포』 출판을 축하드리며

한국MCL연구회 김정희 회장님의 7번째 저서인 『요료법과 줄기세포』 출판을 진심으로 축하드립니다. MCL은 'Miracle Cup of Liquid' 의 약자로 '기적의 물 한 잔' 이라는 깊은 뜻을 내포하고 있습니다.

일본 요료법의 개척자 나까오 의사가 설립운영하였고, 한국에서는 1992년부터 2018년 현재까지 김정희 회장님께서 한국MCL을 꾸준히 이끌며 발전시키고 있습니다. 200회 모임을 기념하면서 그동안 회원들이 모여서 요료법 체험담을 나누고 요단식도 실행했던 사례를 바탕으로 이 책을 출판하게 되었습니다.

20회도 아니고 200회! 김정희 회장님의 한결같은 요료법 사랑과 열정에 찬사를 보냅니다. 돈이 되지 않는 곳에 30년이라는 시간을 투자하며 오로지 '기적을 일으키는 요료법' 으로 많은 사람들이 건강하고 무병장수하기를 바라는 마음으로 외길 인생을 걸어오신 김정희 회장님! 대단하고 참으로 존경스럽습니다.

　오래오래 건강하게 요료법의 큰 어른으로서 더욱 빛내 주시고 요료법을 사랑하는 이들과 함께해 주시기 바랍니다.

㈜아이앤미래 대표 손소영

축사

MCL 요료법 모임
200회 기념 출판을 축하하며

1990년 『기적을 일으키는 요료법』을 출간하시면서 한국에 처음으로 소변이 인체에 무해하며 많은 질환에 효험을 보인다고 발표하신 분이 김정희 회장님이십니다.

소변은 의학적으로 무균이며 인체의 많은 정보를 함유하고 있습니다. 안타까운 것은 학계의 연구가 중요도에 비해 너무 적게 진행되고 있다는 점인데 그 이유 중 하나는 자가치료로 효험을 보기 때문에 상업성이 없다는 점입니다. 그럼에도 불구하고 김정희 회장님은 현 세상에서 찾아보기 힘들게, 현대의학으로 치유하기 힘든 분들에게 희망과 건강한 삶을 드리기 위해 요료법 모임을 30년 동안 한결같이 유지해 오시고 매일 시간의 제약 없이 많은 분들에게 무료로 상담을 해 오신 것은 일반인이 하기 힘든 부분이라 생각이 듭니다.

또한 수십년 동안의 경험, 연구, 체험을 통해 일곱 권의 저서를 출간하심을 감축드리며 존경하는 마음을 전합니다. 앞으로도 건강하시고 김정희 회장님의 고귀하신 뜻을 많은 분들이 이어나갈 수 있기를 기원합니다.

의학박사 이형근

축사

『요료법과 줄기세포』
MCL 모임 200회를 축하드립니다

어릴 적부터 유치원이나 학교에서 오줌은 더러운 것이라고 가르치거나 누군가 이야기 하면 '선생님! 오줌은 더러운 것이 아니에요!' 라고 대답하던 것이 기억납니다. 놀다가 다쳐서 무릎에 피가 나도, 부주의로 손을 데어도… 크게 걱정하지 않았습니다. 할머니, 할아버지께서 가르쳐 주신 대로 요료법을 하면 금방 상처가 아물고 흉터 없이 나을 것이라는 확신이 있었기 때문입니다.

제가 요료법을 알게 된 것은 할머니이신, 김정희 MCL 회장님 덕분이었습니다. 할머니 댁에 가면 벽장마다 건강에 대한 책들로 가득하였고, 일어, 영어, 한국어로 된 수많은 건강서적들을 읽고 계시는 할머니를 보며 자랐습니다. 또 이른 아침부터 늦은 밤까지 요료법 상담을 위해 세계 곳곳에서 걸려오는 전화에도 한 분 한 분 정성으로 상담해 주셨습니다. 그렇게 다른 사람들의 건강을 위하여 삶의 모든 것을 바쳐 열정적으로 일하시는 할머니를 보고 배우며 저 또한 자라서 구강의 질병을 치료하고 구강건강을 위해 일하는 치과의사가 되었습니다.

의학적으로도 오줌은 혈액의 혈청과 성분이 같은 무균 상태라는 사실을 알게 되고, 또 오줌의 성분에 줄기세포까지 포함이 되었다는 소식을 듣고, 이렇게 놀라운 효과를 지닌 요법을 어릴 적부터 알고 있었다는 사실만으로도 감사했습니다. 들려오는 뉴스로는 부자들이 거금의 치료비를 지불하고 줄기세포 치료를 받으러 일본과 중국으로 간다고 합니다. 그러면 거의 모든 난치병들의 치료가 가능하며 일부는 200살까지 불로장수할 수 있을 것이라고 선전한다고 합니다.

충치 및 잇몸병은 수많은 사람들의 골칫거리입니다. 호주에서 치과치료를 하고 있는 저는, 환자들이 얼마나 충치, 치주질환, 자가면역으로 인한 원인을 알 수 없는 잇몸병, 그리고 발치 후 염증 등으로 많은 돈과 시간을 쏟으며 고생을 하는지 잘 압니다.

치과의사로서 추천하고 싶은 요료법은 칫솔질을 꼼꼼히 잘하여 충치를 예방하고 또한 정기적으로 스케일링도 받아 치석을 제거하지만 그 외의 구내염 그리고 치석 제거 후에도 효과가 미미한 유전적인 요인이 큰 풍치 등이 있을 시 오줌을 입에 얼마간 머금고 있는 것입니다. 이때 요료법이 매우 효과적인 치료제 역할을 한다는 것을 확신합니다. 잇몸의 염증이나 잇몸병은 치석의 쌓임 때문이기도 하지만 치석 안의 박테리아에 어떻게 반응하느냐는 우리 몸의 면역체계가 어떻게 반응하느냐에 따라 달라지기 때문입니다.

또한 요료법은 지혈에도 큰 효과가 있습니다. 발치 후 상처가 난 곳이 아물지 않고 아파서 고생하는 환자분들께 통증과 지혈, 염증완화에 모두 효과가 있습니다.

자연요법이 좋은 점은, 그 자체만으로 부작용이 없다는 점입니다. 물론 항생제나 스테로이드제의 처방이 필요한 경우가 있지만, 그러한 독한 약 없이 나을 수 있는 상황에서는 가능하면 현대의학품에 지나치게 의존하지 않는 것이 건강에 좋습니다. 요료법이 의학계에서 더욱 인정되고, 그리하여 보편적으로 의사들이 환자분들의 상황에 맞는 판단을 하여 요료법을 추천해 드릴 수 있는 그런 시대가 올 것이라 믿습니다.

과학은 늘 발전합니다. 여태까지 "꼭 충치치료 혹은 발치만이 답인가요? 이는 자랄 수 없나요?"라고 말하는 환자들의 고민 섞인 푸념에 "안타깝지만 현재 치의학으로는 이를 자라게 할 수는 없네요. 미래에는 가능하겠지요?"라고 대답하는 수밖에 없었습니다. 치과의사로서 충치로 손상된 치아를 단순히 마시는 요료법만으로 재생시키거나 풍치로 내려앉은 치조골이 다시 올라오게 할 수 없음은 알려드리는 바와 같습니다. 하지만 사람의 오줌 속에 치아를 재생, 또는 자라게 만드는 줄기세포가 포함되어 있다는 사실이 발견되었고, 기대를 가지고 연구가 진행 중입니다.

　오줌 안에는 미네랄 등 뿐만 아니라 모든 세포를 재생케 하는 줄기세포가 포함되어 있다는 것은 요료법의 원리가 과학적으로 입증되는 순간입니다. 정말 이 오줌 속 줄기세포 연구로 치아와 치조골 등을 새로이 자라게 하는 방법이 개발된다면 우리 모두 고통스러운 치통을 겪은 후 신경치료를 하고, 신경치료로 인하여 약해진 이가 부서지거나 크라운 치료를 해야 하는, 혹은 발치를 하고 임플란트 수술을 해야 하는… 혹은 임플란트도 못하시는 환자분들께서는 불편한 틀니로 생활하셔야 하는 그런 일은 과거 속의 이야기가 될 날이 멀지 않았을지도 모르겠습니다.

　연구가 한창 진행 중인 요료법과 줄기세포의 관련성을 엮어서 책으로 펴내신 김정희 회장님께 진심으로 축하를 드립니다. 늘 "MCL 사무실입니다." 하며 사람들에게 건강상담을 해 주기 바쁘시던 할머니 김정희 회장님, 그리고 지금은 저희의 기억 속에 계신 할아버지 이해영 전 총무님, 언제나 사랑하고 존경합니다.

치과의사 김미소

머리말

4,000년 전 고대로부터 행해져 온 요료법을 통해 많은 사람들이 감기부터 에이즈, 그리고 말기 암까지 다양한 병을 치유했습니다. 오줌을 마시는 것은 곧 자연치유능력을 활성화시키는 것입니다. 단순한 약물효과가 아니라 생물이 본래 가지고 있는 치유능력을 활성화시키는 것으로, 특히 난치병에 효과가 있습니다.

이렇듯 요료법이 획기적인 치료법이지만 접근이 어려운 이유는 오줌에 대한 편견 때문입니다. 어려서부터 오줌을 더러운 오물로 여기도록 교육받았기 때문에 혐오감이 잠재적으로 깔려 있습니다. 그리고 현대의학에서는 오줌을 직접 치료에 사용한 적이 없기 때문에 요료법으로 치료효과를 본다는 것은 있을 수 없는 일로 여깁니다.

오줌은 혈액이 순환하고 신장을 통해 걸러진 깨끗한 물입니다. 그리고 혈관을 통하여 우리 몸 구석구석을 돌면서 몸 상태를 알고 나온 정보원이기도 합니다. 이 귀중한 정보원인 오줌이 더럽다는 인식 때문에 날마다 버린다는 것은 너무나도 안타까운 일이라고 생각합니다.

사실 그동안 왜 오줌을 마시면 병이 낫는지 이유를 알지 못했고, 의학적 증명도 할 수 없었습니다. 그저 제가 말할 수 있는 명백한 사실은 자기의 오줌을 마시면 병이 낫는다는 것이었습니다.

많은 현대인들은 여러 현상에 대한 원인과 결과를 과학적으로 확실히 설명할 수 있다고 생각하고 있습니다. 하지만 이것은 마치 세상을 기계의 부품처럼 여기고 인과관계를 결합시켜 이해하는 것과 같습니다. 예를 들어 우리들은 만유인력에 대해 상세한 원리는 모르지만, 존재한다는 것은 알고 있습니다. 1687년 뉴턴은 질량이 있는 두 개의 물체가 보편적으로 끌어당기는 힘이 있다는 것을 발견하고, 이 힘을 만유인력의 법칙이라고 했습니다.

뉴턴이 만유인력 법칙을 발견하기 이전에도 지구에 인력은 존재하였습니다. 하지만 지금까지도 왜 질량이 있는 물체 사이에 그런 힘이 있는지에 대해 잘 설명할 수 없습니다. 이와 마찬가지로 오줌의 자가 치유능력을 완벽히 설명할 수 없지만 효과는 명백합니다.

요료법의 제창자인 나까오 료이치 의사는 직접 수천 명의 군

인을 대상으로 오줌 임상치료의 효과적인 결과를 보았습니다. 그리고 1989년 일본에서 MCL(Miracle Cup of Liquid, 한 잔의 기적의 물)연구소를 설립하고 수많은 책을 발간했습니다. 그리고 그가 요료법의 메커니즘을 연구한 이론은 세계요료법대회에서 인정을 받았습니다.

저는 나까오 선생님이 쓰신 『기적을 일으키는 요료법』을 번역하여 한국에 요료법을 알리기 시작했습니다. 일본MCL연구소에서 MCL회보를 발행할 때 한국에서도 MCL회보를 동시 발행하였고, 1993년 10월에는 나까오 선생님을 초청하여 서울 성동구민회관에서 강연회를 개최하기도 했습니다.

처음에는 '어떻게?' '그럴 수가… 죽어도 먹을 수 없어' 라는 반응이 많았지만, 30년이 흐른 현재 두 명으로 시작한 한국MCL연구회는 누적 회원이 4,000명에 육박합니다.

회원들로부터 수시로 상담전화가 옵니다. 멀리 아프리카, 미국, 캐나다, 중국 등지에서도 전화가 오는데, 시차 때문에 새벽에 일어나 상담을 해주기도 합니다. 이제는 유튜브에서도 교수, 언론, 의사가 요료법을 소개해 주기도 하며 전 세계적으로 오줌을 마시는 분들이 늘고 있습니다. 치료 방법을 찾을 수 없는 난치병까지도 극복한 요료법 실천자들의 체험담이 끊임없이 나오고 있습니다.

MCL연구회의 정기모임 200회를 맞아 30년의 요료법 발자취를 기념하고 기록하는 작업을 해야겠다고 생각했습니다. 그간 발행한 회보를 인용하고 회원 여러분들의 귀중한 요료법 체험담과 익명을 요구한 체험담을 추려서 한국 요료법의 역사를 알리는 것은 의미 있다고 말씀들을 해주었습니다.

그러던 중 2014년도에 '오줌에 줄기세포가 있다' 는 미국생명과학 연구진의 발표를 듣게 되었습니다. 연구진이 발표한 내용은 그간 요료법의 효능에 대해 논의되었던 것과 일치되는 점이 많습니다. 오줌의 효능이 줄기세포와 연관이 있는 점을 본다면 나까오 선생님의 추론과 함께 요료법의 효능원리가 과학적으로 검증이 된 것 같습니다. 그래서 회원 여러분들에게 줄기세포와 오줌의 연관성에 대해 알려드리려고 합니다.

1989년 처음 회보를 발행할 때만 해도 "제너의 천연두 이론이 세상에 받아들여져 접종하게 된 것이 50년 걸렸으니 요료법도 앞으로 30년쯤 지나면 과학적으로 검증될 것"이라는 나까오 선생님의 말씀이 떠오릅니다.

그동안 요료법의 효능을 과학적으로 증명하기 위해 헤매었지만, 요료법의 효능은 내 몸 안의 소변에 들어 있는 줄기세포의 역할에 있었다는 것을 확실히 알게 된 것입니다. (물론 오줌속의 다른 여러 가지 성분의 중요한 영향도 있습니다.) 이 놀라운 발견이 너무나 기쁘고 그동안 요료법 보급에 쏟았던 노력이 헛되지 않았다는 자부심까지 듭니다.

자신 있게 요료법을 받아들이는 사람은 행복한 사람입니다. 돈을 들이지 않고 자가요법으로 건강을 훌륭하게 지킬 수 있기 때문입니다. 건강은 자기 자신이 지키는 것입니다. 긍정적인 생각으로 실천하느냐는 여러분 자신에게 달려 있습니다.

20년 전만 해도 현대 의사들 중 요료법은 플라시보(위약) 현상이라는 비난이 많았지만 필자 자신이 30년 가까이 하루도 빠짐 없이 요료법을 실시한 결과, 병 없이 지금도 건강하게 지내고 있는 것으로 보더라도 분명 플라시보 효과가 아니라는 것이 증명되었습니다. 사실 MCL회원 중에는 10년, 20년 이상, 또는 부모의 영향으로 어렸을 적부터 시작해서 60년 이상 열심히 요료법을 실시하여 건강하게 지내는 분들이 많습니다.

본 MCL연구회는 1992년부터 다달이 모임을 가져 지난 2003년에 100회 기념행사를 했습니다. 어느덧 세월이 흘러 2019년 1월에 200회모임을 갖게 되었습니다. 이를 기념해서 여러분께 줄기세포와 오줌에 관한 이야기를 알려드리니 요료법의 효능에 대한 의구심은 더 이상 갖지 않기를 바랍니다. 건강할 때는 예방 목적으로, 병이 있으면 치료 목적으로 요료법을 실천하실 수 있습니다.

제 경우를 보더라도 오랜 지병이었던 기관지염 때문에 매년 겨울 기침과 비염으로 고생했는데 요료법을 시작한 후로 모두 완치되었습니다. 그리고 요료법 경력 30년을 바라보는 올해 86

세까지도 건강한 나날을 보내며 이 책을 쓰고 있습니다. 성인병, 암, 치매 등 온갖 난치병에 시달려 걱정이 되신다면 이 책을 읽고 꼭 요료법을 실시해 보십시오. 믿고 열심히 실천한다면 놀라운 기적이 일어날 것입니다.

한국MCL연구회의 200회 모임을 기념하여 이 책을 발간할 수 있도록 도움을 주신 모든 분들께 고마움을 전합니다. 1993년부터 20년간 MCL연구회 회보 리포터로 활약한 딸 이기란 그리고 의학용어를 교정해 준 의학박사인 아들 이형근이 많은 수고를 해주었습니다. 그리고 이 책을 위해 성심 성의껏 추천사와 축사를 써주신 강국희 교수님, 전홍준 박사님, 조구희 원장님, 손소영 대표님, 김미소 선생님, 그리고 MCL회원 여러분께 깊이 감사드립니다. 산수야 출판사의 편집팀과 자료정리를 꼼꼼하게 해준 허은지 양께도 감사를 표합니다.

마지막으로 MCL연구회를 설립하고 200회의 모임을 갖기까지 모든 노력을 아끼지 않았던, 지금은 하늘나라에 계시는 남편 이해영 총무님께 이 책을 바칩니다.

한국MCL연구회 회장
김정희

Chapter 1

요료법

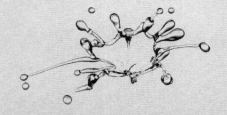

요료법이란 무엇인가

오줌의 생성과 성분

오줌은 생명체의 혈액에서 나오는 것

오줌이란 생명체가 분비하는 액체입니다. 사전에는 "신장에서 혈액이 여과, 흡수, 분비 등의 과정을 거쳐 요로를 통해서 체외로 배설되는 액체"라고 쓰여 있습니다.

신장을 통과하는 혈액이 사구체에서 여과되는 양은 하루에 약 170L입니다(신장을 통과하는 누적 혈액량은 학자에 따라 1톤, 1.5톤, 5톤, 7톤 등으로 견해의 차이가 있습니다.). 이중 99%는 신장의 요세관으로 재흡수되어 혈액으로 돌아가므로 오줌으로 배설되는 것은 1~1.5L에 불과합니다. 그러므로 오줌은 생명체가 만들어 낸 혈액의 산물로써 귀중한 몸의 정보원이기도 합니다.

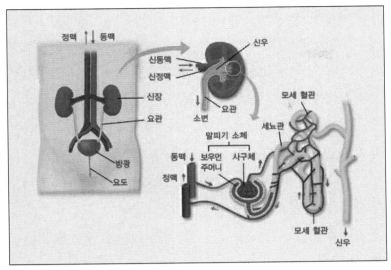

〈신장의 구조와 기능〉

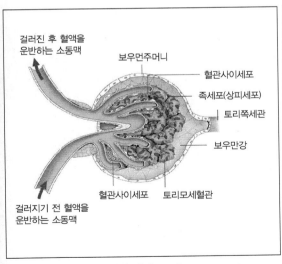

〈신장 상세 구조〉

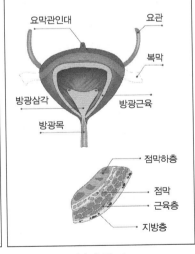

〈방광 구조〉

오줌과 혈액의 성분비교

오줌성분과 혈액의 혈구세포(적혈구와 백혈구, 혈소판 등)를 제외한 90%의 액체 성분인 혈청의 중요성분을 비교하면 둘 다 기본적으로 같은 성분을 함유하고 있는 것을 알 수 있습니다. 온몸에 뻗어 있는 동맥은 신장에서 작은 가지로 분리되어 모세혈관이 되고 그 끝은 둥글고 실이 함께 모인 것 같이 되어 있습니다. 온몸을 돌아다닌 동맥혈이 신장의 사구체에 들어와 여과되어 생성된 액체 중에 신체에 필요한 성분은 세뇨관으로 재흡수되고 남은 것이 오줌입니다. 이 오줌은 신우에 모여서 요관을 통해 방광에 모입니다.

혈청은 약알칼리성이지만 보통 오줌은 약산성입니다. 이 약산성인 것이 신선요의 냄새에 영향을 끼쳐 악취의 발생을 억제하는 것이라 생각됩니다.

또한 오줌에는 혈청과는 다르게 각각의 미네랄이 균형 있게 함유되어 있습니다.

오줌의 생리활성물질

오줌의 주요 성분 중 가장 많이 알려져 있는 것은 뇌혈전, 심근경색의 약으로 알려진 유로키나제입니다. 유로키나제는 오줌을 원료로 하여 생산된 제품입니다. 그 외 오줌에는 비만억제물질, 면역자극물질, 항알레르기 물질, 항스트레스 물질, 수면유도

물질, 항원물질 등이 함유되어 있습니다.

일반적으로 이들의 생리활성물질이 입이나 목의 점막을 통과하면 점막상피세포를 자극하여 체내의 생리활성물질이 활성화되고 그 분비가 촉진된다는 추론을 일본 나까오 료이치 의사가 발표한 바 있습니다.

오줌과 장내세균

학자들의 연구결과에 의하면 오줌은 장내세균(유산균 등)에 아주 좋은 영양원이 됩니다. 그 이유는 적당량의 질소화합물과 좋은 미네랄을 골고루 함유하고 있기 때문입니다. 대장 내에 좋은 세균이 번식하면 균체량이 증가하므로 변의량이 증가하여 변비를 해소합니다. 또 대장 내에 좋은 세균이 증식하면 체내에 필요한 필수아미노산, 지방산, 비타민 등의 흡수를 도와줍니다.

이같이 오줌을 마시게 되면 장내에서 세균이 정장작용을 일으켜 장내세균과 잘 공생하여 좋은 순환관계를 만들어 내는 점에서도 요료법은 필요합니다.

입에서 항문까지는 체외

오줌이 아무리 여과되어 나온 것이라 해도 해로운 성분이나 세균 등을 함유하고 있을지 모르니 이것을 마셔도 괜찮을까? 하고 일반사람들이 의심할지 모릅니다. 따라서 먼저 몸의 안과 밖을 확실히 알아보는 것이 필요합니다. 발생학적으로 입에서 항문까지는 외배엽에서 된 것이므로 사실 몸의 외부에 속하며 거기서 배설된 대변은 균 덩어리입니다. 이에 비하여 혈액이 신체 내부 구석구석에 뻗쳐 있는 혈관을 돌아 신장에 이르러 사구체에서 여과되어 나오는 것이 오줌이므로 몸의 내부에 속하며 거기서 나온 오줌은 완전히 무균상태입니다.

그렇다면 왜 그토록 몸에 필요한 오줌을 우리 인간은 배출하는 것일까요? 간단히 말하면 혈액의 농도를 일정하게 유지하기 위한 활동입니다. 그래서 몸에 필요한 성분일지라도 체액이나 혈액의 농도의 균형을 잃을만 하게 되면 그 과잉분을 소변으로 배출하는 것입니다.

오줌은 자신이 만들어 낸 '생명수'

오줌은 체내 구석구석의 정보를 갖고 있는 많은 생리활성물질을 함유한 깨끗한 액체이므로 생명수라고 할 수 있습니다. 그러므로 아직도 오줌을 더러운 배설물이라고 생각하고 있는 사람이 있다면 하루빨리 오줌이 건강과 나아가 미용에까지도 좋은 자신이 만든 '자가 생명수'라는 확신을 갖고 용기를 내어 요 건강법을 실시하도록 합시다.

요료법의 역사

기원전부터 이어 내려온 요 건강법

① 아시아에서 가장 오래된 인도의 바라문교의 베다(B.C. 1500
년) 성전에 "아무리다(불로불사)는 신의 음료수이다. 그것은
오줌이다. 그러므로 당신도 마셔라"라는 구절이 있습니다.

② 사파타 부라마나(B.C. 1000년경)에 "신체의 음료수인 오줌은
만병통치약이다"라고 쓰여 있습니다.

③ 불교에서도 B.C. 544년에 부처님께서 출가한 제자들의 건
강을 염려하여 병이 나면 "부탄약을 먹어라"고 가르쳐주었
습니다. 부탄약은 오줌을 뜻합니다.

④ 증산도 도전에도 "병이 나면 너에게서 나온 오줌을 마시라"고 쓰여 있습니다.

⑤ 인도나 그 주변국가에서는 "요 건강법은 생약요법의 어머니"라고 합니다. 힌두교도, 라마승, 또는 중국이나 태국사람 가운데에는 지금도 오줌을 실로 다목적으로 이용하고 있다고 합니다.

18세기의 유럽에서는 사람의 오줌만이 아니고 소의 오줌도 약으로 사용했었습니다. 건강유지, 증진, 황달, 류머티즘, 통풍, 수종, 좌골신경통, 천식, 치주염, 상처, 화상 등의 치료나 유행성 감기, 페스트 예방 등에도 사용되었습니다. 지금도 인도 및 그외 지역에서도 그 풍습이 남아 있습니다.

우리나라에도 조선시대 정치가이면서 위대한 사상가였던 송시열 선생이 평생 자기오줌을 마심으로 감기 한번 앓지 않았다고 합니다. 이분은 그 당시의 정치적 반대 입장에 있던 남인(소론)의 모략으로 귀양을 가게 되었다고 합니다. 귀양살이를 하고 돌아오면 소론파에 위협이 될 것을 우려하여 죽이기 위해 독약을 먹이도록 했는데 그 독약을 먹어도 해독이 되어서 죽지 않았다고 합니다.

여러 가지 용도로 사용된 오줌

동서고금을 막론하고 오줌은 약으로서만 사용된 것이 아니라 비누나 세제 또는 치약 등으로 사용되고 있었습니다. 오줌으로 얼굴과 손을 씻으면 피부가 좋아져 윤기가 나고 오줌을 넣어 세탁을 하면 의복이 깨끗해졌습니다.

사막을 횡단하거나 바다를 항해하는 사람이 목이 마르거나 음식이 떨어졌거나 그 외 긴급한 사항에 이르렀을 때는 '반드시'라고 할 정도로 오줌을 마시는 것이 상식일 정도였습니다. 그리하여 그들은 오줌으로 영양을 섭취하면서 목적지에 무사히 도착할 수 있었고 험한 바다에서 무난히 육지에 당도했다는 기록들이 남아 있습니다.

역사적으로 본 한국의 요료법 이모저모

우리나라에서의 오줌에 관한 민간요법도 다양합니다.

① 조선한방서에는 "눈병이 났을 때는 어린 소녀의 오줌으로 눈을 씻으라"고 쓰여 있습니다.

② 본초강목에는 "인뇨의 항목에서 심한 두통, 목이 아픈 열병, 뼈 속이 쑤시는 열병, 타박상이나 멍든 곳, 뱀이나 개에게 물렸을 때 오줌을 마시면 잘 듣는다"고 하였고 그 중

"남자아이의 오줌이 가장 효과가 좋다"고 했습니다.(어린아이의 오줌에는 줄기세포도 대량 함유되어 있고 더욱이 성장호르몬이 많이 들어 있기 때문에 허약한 성인에게 좋은 효과를 낼 수 있습니다.)

③ 동의보감의 탕액편을 보면 "오줌이 뇌출혈에 효과가 있으며 특히 당뇨, 고혈압 등 심장 질환에 탁월한 효과가 있다"고 했습니다. 또한 "추석(秋石, 오줌을 졸여서 만든 소금덩어리 같은 것)에는 성 호르몬이 함유되어 있으며 인중백(人中白, 변기에 생기는 오줌 버케)은 정력제로 좋고 뇌출혈 방지에 효과가 있다"고 했습니다.

④ 조선 중기의 대표적인 실학자 이수광의 지봉유설 식물편을 보면 "오줌은 기침, 폐, 심장질환에 속효가 있고 어떤 노인이 나쁜 병에 걸린 뒤 40년 동안 자기의 오줌을 먹었더니 병이 낫고 용모가 젊어져 자신의 오줌을 마시는 것을 윤회주라고 한다."는 기록이 있습니다.

⑤ 조선 숙종 때 우리나라 유학의 거두인 우암 송시열 선생은 평생 요료법을 하여 건강을 유지한 분으로, 정변으로 사약을 마셔도 곧 죽지 않아 몇 번이나 사약을 먹여 죽었다는 이야기가 있습니다.

⑥ 왕실의 내의원에서는 동변군, 사분산군, 동호수산군이라 하여 약에 사용할 오줌을 보급해 줄 어린아이를 동군(童軍)이라 하고 동군을 차출시켰던 기록이 있습니다.

⑦ 민가에서 속전된 민간요법 중 인뇨는 고대의 의료로써 필요 불가결한 영약이었습니다. 그래서 오줌 마시기에 대한 여러 가지 관행이 지방에 따라 각각 다르게 시행되었습니다.

평남지방
• 폐병에는 자기가 낳은 아들 중 두 살에서 일곱 살까지의 아이 오줌을 마신다.

평북지방
• 천식에는 한 살 이상 다섯 살 미만의 어린아이의 오줌에 생강을 타서 마신다.
• 산후에 기침이 심한 산부는 두서너 살 된 아이의 오줌을 마신다.
• 임병(淋病)에는 처녀의 오줌에 유황을 섞어 하룻밤 재운 다음 햇볕에 말려 늘어붙은 고약가루를 내어 식후에 먹는다.

경기지방
• 성홍열에는 환자가 남자면 계란 한 개를 수소의 오줌 속에

하루 동안 넣어두었다가 먹고, 여자일 경우에는 암소의 오
줌에 담구어 놓았다가 먹는다.
- 장티푸스일 경우에는 오줌에 계란을 삶아 먹는다. 위장병에
는 어린 여아의 오줌을 마신다.
- 폐병에는 자기의 중간뇨를 마신다.

전북지방
- 겨울에 손발이 트거나 상처가 나면 오줌을 바르면 낫는다.

전남지방
- 폐병의 각혈에는 어린아이의 오줌을 마신다.

경북지방
- 장티푸스가 유행할 때는 계란을 오줌에 담구어 두었다가 마
시면 전염되지 않는다.
- 폐병과 위병에 자기의 오줌을 마신다.

경남지방
- 매일아침 어린이의 오줌을 한 홉씩 마시면 어떠한 고치기
어려운 병에도 걸리지 않는다.
- 섣달 그믐날 밤에 오줌에 삶은 계란을 먹으면 새해에 전염

병에 걸리지 않는다.

황해지방
- 코피가 심하게 나면 오줌에 먹을 타서 마신다.
- 역병에는 환자의 어머니 친정에 가서 계란을 가져와 요강 속에 이틀 동안 넣어두었다가 꺼내 먹는다.
- 어린아이의 오줌을 마시면 만병이 예방된다.

이외에 함경도나 강원도 등 동해안에 거주했던 사람들은 오줌으로 세수를 하고 머리도 감았다고 합니다.

이러한 음뇨 풍습을 보면

첫째, 한국에서는 전국적으로 오줌 건강요법이 성행했다는 것
둘째, 오줌의 약효는 어느 특정한 병이 아니고 모든 병에 효과가 있다는 것
셋째, 약효뿐 아니라 예방의 효과가 있다는 것
넷째, 어린아이일수록 그 약효가 뛰어나다는 것 등을 알 수가 있습니다.

경기도 용인에 있는 한국민속촌에서는 토끼 오줌이 닭의 병을

예방한다고 하여 닭장 위에 토끼를 사육하고 있습니다. 그리고 파주에서는 돼지의 오줌을 발효시켜서 돼지를 사육하고 있는데 전염병에도 강하고 육질도 좋다고 합니다.

요료법의 과학

오줌은 깨끗하다

오줌을 배설물이라고 오물시하는 경향이 있지만 실은 갓 나온 오줌은 무균이고 깨끗하다는 것은 이미 알려진 사실입니다.

왜 오줌은 이같이 몸에 유익한 것일까요? 오줌은 혈액이 신장에서 여과된 것으로 말하자면 혈청인 것입니다. 그러므로 오줌에는 몸 구석구석을 한두 번 돌고 돌아 역할을 끝낸 혈액성분과 체내의 병이나 스트레스로 역할을 다하지 못한 혈액이 신장을 통과하여 배출된 것이 오줌이기 때문에 혈액성분이 많이 함유되어 있습니다. 생체 내에서 만들어진 성분으로서 오줌처럼 다종 다양한 성분이 함유된 물은 없을 것입니다.

오줌은 많은 정보를 갖고 있다

오줌 속에 들어 있는 유용성분으로는 체내에서 그 역할을 다한 알카리성 물질, 비타민, 효소, 호르몬, 그 외 미량의 생리활성 물질이 있습니다. 이들 성분은 각각 사람의 몸 상태, 병 종류와 증상에 따라 다릅니다. 건강한 사람이라도 식사, 수면, 계절에 따라 영향을 받습니다.

예를 들면 보통사람의 오줌에는 비타민 A는 배출되지 않지만 결핵이나 암환자인 경우에는 비타민 A가 다량 배출됩니다. 오줌에 들어 있는 비타민 B군이나 비타민 C는 식사 내용이나 신장염, 임신, 육체피로 등에 의하여 영향을 받습니다.

이처럼 오줌은 그 사람의 건강상태를 잘 알고 그 사람의 건강에 관한 많은 정보를 갖고 외부로 나오는 것이기 때문에 그야말로 '생명수'인 것입니다.

오줌의 중요성분과 작용

우리 몸에 필요한 대부분의 성분이 오줌에서 발견됩니다. 그 중요한 성분은 다음과 같습니다.

① 요소

오줌에 가장 많이 함유된 성분입니다. 항균작용이 강하고 특히 결핵균의 증가를 억제합니다. 이때 다량의 비타민 C와 병용하면 그 효과가 상승한다고 합니다.

② 요산

요산도 요소와 같이 결핵균에 대한 저지력이 강하고 그뿐 아니라 체내에서 암으로 변하려는 물질을 억제하는 힘이 있습니다.

③ 미네랄

오줌에는 여러 가지 미네랄이 함유되어 있습니다. 그 미네랄은 오줌이 만들어지는 과정에서 알 수 있듯이 체내에 일단 흡수되고 잉여분이 체내에서 체외로 나오는 것이므로 흡수율도 좋고 식품에서 섭취하는 것보다 효율적입니다. 오줌을 오래 두면 뿌옇게 변합니다. 이것은 요소가 오줌속의 효소에 의하여 분해되어 암모니아 성분으로 바뀌어 오줌이 강알카리성으로 변하기 때문에 풍부한 미네랄 성분이 용해되기 어려운 물질로 변하여 침전하기 때문입니다. 그래서 오래된 오줌은 탁하게 보이는 것입니다. 이것은 결코 부패된 것이 아닙니다. 그리고 이 암모니아 성분이 있는 오줌은 피부에 바르면 흡습성이 강하여 피부를 윤택하게 만듭니다.

④ 생리활성물질

그 외에도 오줌에서 건강에 중요한 미량 호르몬이나 생리활성물질이 많은 과학자들에 의하여 추출되었는데 그것은 다음과 같습니다.

유로키나아제, 표피증식인자, 코로니자극인자, 성장호르몬 적혈구생성인자, 생성자극호르몬, 칼리크레인, 항암물질(안티 네오프라스톤 H-11, β-인돌초산, 디렉틴, 3-메칠그리옥살 등)

오줌은 우수한 약제사

이 같이 오줌은 체내에서 생성된 생리활성물질을 골고루 함유하고 있습니다. 예를 들면 어떤 특정한 병에 오줌은 그 병에 대한 효과가 있는 생리활성물질을 마치 옛날 허준이 처방한 것처럼, 아니면 그 이상으로 배합이 잘된 생명수를 제공한다고 볼 수 있습니다. 오줌은 체내의 세포하나하나까지 세밀히 진단하여 자기 몸에 알맞은 생리활성물질을 배합시키는 우수한 약제사라고도 할 수 있습니다.

오줌은 사람뿐 아니라 모든 동물에게 부여된 자신의 몸 상태에 따라 체내에서 배합된 자연 그대로의 '생수'인 것입니다. 그리고 그것을 점막상피세포를 통하여 체내세포를 자극시키는 요건강법이야말로 가장 합리적인 요법이라 할 수 있습니다.

요료법 실천방법

요 건강법은 자신의 건강을 위해 자기의 오줌을 사용합니다. 자기의 오줌을 마시는 방법도 있고 생수와 오줌만을 마시고 단식하는 방법(요식)도 있습니다. 그리고 피부마사지와 환부에 습포를 하거나 눈, 귀, 코에 넣는 방법도 있습니다.

요 건강법은 크게 내용적 용법과 외용적 용법으로 나뉩니다. 내용적 용법은 문자 그대로 체내로(점막에 접하도록) 흡수되도록 오줌을 마시는 방법이고 외용적 용법은 피부 습포 및 마사지하는 방법을 말합니다.

내용적 용법

오줌을 마신다

요 건강법을 처음 시작하려고 하는 사람에게 비록 저항감이 생긴다 하더라도 갓 누운 오줌으로 입안과 목젖 주위를 여러 차례 가글링(구강과 목젖을 소리 내어 헹구는 행위)해 봅니다.

　여러 번 가글링하고 뱉고 한 후 마지막 가글링할 때에 요를 삼키는 방법으로 시도해 봅니다. 오줌을 마실 마음의 준비가 된 다음에 갓 누운 오줌 1/4컵을 하루에 한 번 마시기 시작하여 점차적으로 양을 늘려 마시면 됩니다.

• 마시는 시간과 양

　새벽이나 아침에 누는 첫 번째 오줌이 가장 좋습니다. 그것은 밤에 자고 있는 동안 체내에서 만들어진 유용한 호르몬이 많이 함유되어 있기 때문입니다.

　마실 때는 처음 것은 조금 버리고 중간 것을 약 50cc 정도 마십니다. 그리하여 차츰 늘려 마시되 익숙해지면 1회에 150cc～200cc 정도(1컵) 마십니다.

• 마시는 횟수

　건강한 사람이 예방차원에서 마실 때는 새벽에 한 번 마시면 됩니다. 병을 치료하기 위해서는 하루에 여러 번(3회 이상) 마시도록 합니다. 하루에 나오는 오줌 전량을 다 마셔도 해는 없습니다. 마시는 양은 개인의 체질이나 증상에 따라 자신에게 맞도록 스스로 조절합니다.

• 오줌을 마시는 요령

오줌이 깨끗하고 몸에 좋은 것을 알더라도 처음에는 용기가 필요합니다. 그래도 도저히 마실 수 없는 경우는 얼음이나 쥬스를 넣어 마셔보세요. 오줌보다 더 냄새가 강한 한약도 먹는데 오줌 냄새는 사실 그렇게 역겹지 않습니다.

가글링을 한다

치주염, 구내염, 혀가 아플 때, 또는 입을 데었을 때 오줌으로 가글링하던가 오줌을 되도록 오랫동안 입에 머금고 있으면 효과가 좋습니다.

오줌을 넣는다

눈이나 귀가 아플 때나 부었을 때도 오줌을 두서너 방울 눈이나 귀에 넣습니다. 다래끼에도 오줌을 넣고 눈물샘을 깨끗한 손으로 마사지하면 좋아집니다.

오줌으로 관장

오줌을 마실 수 없을 경우에는 관장기를 구입하여 오줌을 항문에 3~5cc 주입해도 오줌을 마시는 것과 같은 효과를 볼 수 있으며 치질 증상에도 효과가 있습니다. 또 여성에게 질염이 생겼을 경우 환부를 오줌으로 씻거나 오줌을 적신 탈지면을 삽입하면 좋습니다.

요단식

요단식은 생수와 오줌만을 마시고 다른 음식을 일체 먹지 않고 단식하는 것입니다. 일반 단식에 비해 요단식은 피로감이 없고 일상생활을 그대로 유지하면서 효과를 높이는 것이 특징입니다.

요단식요법

단식요법은 창조 원리에 맞는 자연 치료법입니다. 짐승도 병이 나면 먹지 않고 굶습니다. 굶으면 내장을 비롯한 인체의 각 기관들은 음식을 소화시키고, 흡수시키고, 영양을 화학 처리하여 세포로 보내고, 찌꺼기를 배설시키는 등의 복잡하고 힘든 일을 하지 않고, 휴식을 하면서 기관을 청소하고, 고장난 곳을 고치는 등의 일을 하기 때문입니다.

또 요단식법으로 병을 치료할 시, 환자의 병명을 정확히 알지 않아도 되는 것은 그저 단식과 음뇨, 그리고 요마사지를 하는 것만으로도 우리의 몸이 자연히 병이 든 곳을 치유하고 건강한 상태로 회복하기 때문입니다. 일반 단식도 좋지만 요와 생수만 마시고 단식하는 요단식을 하면 지치지 않아 일반 단식보다 하기가 쉽고, 가장 중요하게도 질병을 빠르고 확실하게 치료할 수 있습니다.

하지만 단식요법은 전문 지식 없이 혼자 하는 것은 위험할 수 있으므로 전문가와의 상담과 도움을 받으며 하는 것이 중요합니다. 또한 당뇨병 환자는 저혈당의 위험이 있기 때문에 단식을 하면 안 됩니다.

• 단식을 하면 그 환자의 혈액의 조직이 청정하게 됨으로써 체내를 원래의 건강한 자연상태로 깨끗하게 만들어 나가게 되며, 또한 오랫동안 환자의 신체조직 내에 깊숙이 잠복해 있었던 모든 나쁜 독소들이 해독되어 가는 과정을 거치게 됩니다.

• 또한 동시에 요를 마심으로 해서 환자의 고장난 호르몬의 분비선과 오장육부 내의 장기들, 그리고 여러 세포조직들의 역할과 기능이 한층 높아지며, 본래의 자연적인 건강체질로 되돌아가게 됩니다.

• 그리고 피부에 요마사지와 요습포를 동반하면 더욱 좋은데, 이는 요단식요법을 실시하고 있는 동안 피부를 통하여도 요의 영양이 보급되기 때문입니다.

단식 기간

단식기간은 3~7일이 적당합니다. 단식은 한번만 하는 것이 아니라 1년에 몇 차례 할 수 있습니다. 1차 단식은 1일, 2차 단식은 3일, 3차 단식은 5일로 하는 것이 권장됩니다. 그 이후에도 계속할 때는 7일로 하는 것이 좋습니다. 그러나 1차 단식도 체력과 그때 형편에 따라 5일 내지 7일을 실시해도 됩니다. 1차 단식을 하고 자연식, 생식을 시작하면 특별한 질병이 없는 한 더 이상 하지 않아도 됩니다. 단식과 단식 사이에는 약 1개월 내지 2개월의 간격을 두는 것이 좋습니다.

단식 준비

- 미리 본인에게 맞는 단식 계획을 세웁니다.
- 단식요법에 관한 책을 읽어둡니다.
- 단식 중에 체중이 1일 평균 약 0.5kg 정도 감소하고 또한 체온 등에도 변화가 있으므로 체온계, 체중계 등을 준비합니다.
- 단식 전 예비단식이 중요합니다. 단식 후 회복식 또한 중요함을 기억합니다.

예비단식

단식 3일 전부터 평소 음식의 3분의 1씩 줄여서 먹습니다. 첫날은 평소의 2/3를 먹고, 이튿날은 1/2을 먹고, 단식 전날은 평소의 1/3을 먹습니다. 예비단식도 단식요법의 중요한 준비과정이므로 소홀히 하지 않아야 본 단식의 효과를 안전하게 극대화할 수 있습니다.

본단식

- 아침 첫 요의 전량을 한 모금씩 천천히 마시도록 합니다.

- 음식을 먹지 않고 생수와 오줌만 마십니다. 음뇨와 음뇨 사이에 생수를 조금씩 자주 마십니다.
- 체력에 부담이 많이 되거나 단식을 처음 하는 데 어려움을 겪는 분에 한해서 채소즙을 오전 한 번, 오후 한 번, 각각 한 컵씩 마시는 것도 괜찮습니다.
- 요마사지도 병행하는 경우, 본단식에 들어가게 되면 본인의 요는 전부 마시기 때문에, 가족 중에서 건강한 사람의 요(가능하면 어린이의 요가 좋습니다.)로 온 몸의 피부를 1시간 정도 마사지합니다. 특히 머리, 얼굴, 귀, 목, 발 등을 정성들여 마사지합니다.
- 하루 종일 나오는 요(밤중에 자다가 누는 요까지 포함해서) 전량을 그 즉시에 조금씩 천천히 다 마십니다.
- 병 증세가 심하지 않는 분들의 경우는, 일상적인 출근이나 일을 중단하지 않고 시행 가능합니다.
- 요단식 중은 물론이고 회복식 5일째까지도 염분 섭취를 하지 않는 것이 좋습니다.

단식 중 나타나는 증상

단식을 하면 머리가 맑아지기도 하고, 졸음이 오기도 하고, 나른해지기도 합니다. 그러나 무엇보다 머리가 맑아져서 기분이 상쾌하고, 몸이 가벼워져서 피곤하지 않습니다.

질병이 있으면 단식 중에 여러 가지 증상이 나타납니다. 이러한 증상들은 몸이 스스로 치료하고 있다는 증거입니다. 열이 오르는 것은 병원균을 박멸하기 위함이고, 구토나 설사를 하는 것은 유독물질을 제거시키는 작용이며, 통증은 질병을 치료하고 있으니 근신하며 안정하라는 신호입니다. 이때는 안정을 취해야 합니다. 이외에도 피부 반점, 여드름, 붓는 현상, 어깨 통증, 허리 통증 등 여러 가지 증상들이 나타나기도 합니다.

단식 중 지켜야 할 일
- 금식, 금주, 금연을 합니다.
- 매일 아침, 저녁으로 양치질을 합니다.
- 매일 한 번씩 화장실에 가서 배를 주무르면서 변이나 가스를 뺍니다.
- 단식 중에 약을 복용해서는 안 됩니다.

회복식
단식 후 회복식을 잘못하면 건강이 악화될 수 있고, 소화와 호흡에 문제가 생겨 생명의 위험까지 있을 수 있으므로 꼭 올바른 회복식을 지키며 해야 합니다. 회복식도 단식의 중요한 과정입니다. 회복식 동안 계속하여 음뇨는 멈추지 않고 실시합니다.

단식이 끝난 다음, 회복식 기간 중 첫째 날은 아침 식사 대신 첫 요와 오전 중의 요 전량을 다 마십니다. 점심 혹은 저녁으로 한 끼에 현미 미음 반 공기씩 먹고, 이튿날은 현미 미음 한 공기씩 먹고, 3일에는 죽 한 공기, 4일에는 평소 식사인 밥을 먹되 평소의 반을 먹고, 5일에는 평소 식사량의 8할을 먹고, 다음날부터는 평상시대로 먹되 조금 줄여 먹습니다. 미음과 죽을 먹을 때에는 채소즙도 함께 마실 수 있습니다. 위가 건강하면 식사 때 채소즙을 함께 마셔도 좋고, 소화력이 약하면 식사와 두 시간 간격을 두고 끼니 수대로 마십니다.

단식 후 병이 완치되지 않을 때

한 번의 요단식으로 병이 완치되지 않아도 절대로 실망하지 말고, 회복식을 한 후 얼마간 쉬었다가 2차, 3차… 식으로 착실히 요단식을 하다 보면 어느덧 병이 완치되어 건강을 되찾게 될 것입니다. 암을 포함한 질병들이 그 어떠한 약물의 사용 없이도 치유된다는 사실을 기억합시다. 실제로 요단식을 해본 대다수의 사람들이 그 굉장한 자연치유력에 기적 같은 기쁨의 경험을 한다고 합니다.

외용적 요법

오줌을 외용적으로 사용할 경우에는 4일 이상 경과된 오줌을 약간 데워서 사용하는 것이 좋습니다. 이것은 요소가 효소로 분해되어 암모니아로 변하며 이 암모니아는 살균력이 있는 동시에 오줌성분을 피부에 잘 흡수하도록 합니다. 오줌을 오랫동안 담아둘 경우는 반드시 플라스틱 용기는 피하고 유리나 사기로 된 용기를 사용하되 반드시 뚜껑을 덮는 것이 좋습니다.

요 마사지

오줌을 몸에 마사지하여 피부에 흡수토록 합니다. 단순한 뾰루지나 여드름, 습진, 종양, 그리고 암에 이르기까지 오줌 마사지를 하는 것은 마시는 것과 같이 요 건강법에서 중요한 방법입니다.

오줌으로 발을 씻는다

대야에 오줌을 넣고 발을 담급니다. 무좀이나 피부병에 효과가 있습니다.

오줌 습포(찜질)

암, 궤양, 종양과 같은 환부에 적당한 크기의 수건이나 탈지면으로 오줌을 묻혀서 얹어 놓습니다. 그 위에 비닐 등을 덮고 따뜻한 팩을 얹어 30분~1시간 습포를 합니다.

또 오줌은 미용을 위해서도 좋습니다. 매일 오줌으로 얼굴과 손을 마사지하면 부드럽고 윤기가 나는 아름답고 건강한 피부를 갖게 됩니다. 이렇게 간단한 방법으로 피부가 아름답게 된다니 부디 시험해 보기 바랍니다.

다양하게 활용되는 요료법

• 머리를 감는다(두피 마사지)	• 세수를 한다
• 눈을 씻는다 점안	• 코에 넣는다 축농증 비염
• 귀를 닦는다	• 가글링한다
• 이를 닦는다	• 습포 또는 온포 무좀
• 마사지한다 뾰루지 여드름	• 손과 발을 담근다 피부병

61

호전반응의 증상과 원인

호전반응은 병이 치유되는 징조

요 건강법을 시작하여 어느 정도 시간이 지나면 여태껏 없었던 악화증상이 나타나 고심하게 되는 경우가 생기는데 이것을 호전반응이라고 합니다. 이 호전반응이 심하게 나타나는 경우는 마치 무거운 짐을 지고 고개를 넘을 때 피곤이 극심하면 잠깐 쉬어가듯 요 건강법을 잠깐 중단하는 것도 필요합니다.

호전반응이란?

오줌을 마시게 되면 병증상이 호전되어 갑니다. 병증상이 호전되어 가는 과정은 사람에 따라 다릅니다. 마신지 2~3일 내에 효과를 보는 사람이 있는가 하면 서서히 좋아지는 사람, 처음엔 별로 나타나지 않다가 갑자기 증상이 좋아지는 사람 등 다양합니다.

그러나 마시기 시작해서(증상이 좋아지다가) 반대로 건강이 나빠져 병세가 악화되거나 옛날에 앓았던 병이 다시 나타나는 것 같이 생각되는 경우도 있습니다. 이것이 호전반응이라고 하는 일시적 현상입니다.

호전반응이란 말은 서양의학에서는 볼 수 없고 한방에서나 민간요법에서 "약효가 좋을수록 나타는 증상도 심하다"고 하는 명현현상을 뜻합니다. 말 그대로 '호전되어 갈 때 나타나는 반응'입니다.

화학약품인 경우 약으로 인한 악화나 장애를 약의 '부작용'이라고 하며 이런 경우 그 약이 어떤 병을 치료하는 것 보다는 환자의 체내조직에 악영향을 미치는 것입니다. 간단히 예를 들어 보면 진통제는 소화기관이 약해지고 항생제는 필요한 장내세균까지 사멸시켜 환자에게 설사나 쇠약감, 경우에 따라서는 간장이나 신장 등에 중대한 장해를 일으킵니다. 그뿐 아니라 화학적인 모든 항암제는 암세포만이 아니고 정상세포까지도 죽이기 때문에 환자의 말기증상을 보면 암 때문에 온 것인지 항암제 복용으로 온 것인지 구별하기 힘들 정도가 됩니다.

이에 반하여 호전반응은 약효가 나타나면서 일어나는 반응 즉 체내에 잠복해 있던 병이 체외로 나오는 것이므로 건강체가 되기 위한 일시적인 일이라고 할 수 있습니다. 그리고 호전반응은 오줌을 마셨을 때만의 것이 아니고 한약에서도 일어납니다. 따라서 일시적으로 몸 상태가 나빠지는 호전반응을 낫기 위한 전조라고 생각하고 놀라지 말고 계속 요 건강법을 하는 것이 중요합니다.

그러나 호전반응의 증상이 극심할 경우, 예를 들면 1주간 이상 괴로움이 계속되면 참지 말고 3일정도 요 건강법을 중단하는 것이 좋습니다. 그런 후 다시 오줌을 마시기 시작해서 또 다시 일주일 이상 괴로운 증세가 나타나면 또 3일정도 중지합니다. 그리고 다시 시작하고 이렇게 되풀이할 동안 호전반응은 가벼워집니다. 호전반응이 심하다고 해서 요 건강법을 그만 두지 않으며, 또한 필요 이상으로 참지도 말고 적당한 휴식을 취하면서 계속하는 것이 좋은 방법입니다.

요료법 호전반응

• 설사를 한다	• 습진이나 여드름
• 졸리다	• 전신이 나른해진다
• 신체의 여러 곳이 아프다 (옛 상처나 잇몸이 아프다)	• 두통이 난다
• 토할 것 같다	• 식욕이 감퇴된다

호전반응이 나타나는 부위와 증상

오줌은 체내 조직에 축적되어 있는 노폐물이나 독소, 세포에 기생하는 세균이나 바이러스 그리고 심장, 폐, 위, 장 등에 부착되어 있는 점질물이나 침착물을 씻어내는 역할을 하는데 이때에 호전반응이 일어나는 것입니다.

호전반응은 몸의 여러 부위에서 나타나며 사람에 따라 과거에 앓았던 병이나 현재 잠복하고 있는 병과 관련이 있으므로 그 증상도 다양합니다. 호전반응의 부위와 증상에 대해서 열거하면 다음과 같습니다.

① 머리 : 두통, 압박감, 일시적 탈모, 습진, 가려움증, 비듬 등
② 얼굴 : 습진, 부종, 거칠어짐, 짓무름 등
③ 눈 : 가려움, 눈물과다, 충혈, 눈곱, 안질 등
④ 귀 : 가려움증, 부종, 열, 아픔, 습진, 이명증, 귀 고름, 귀지 등
⑤ 코 : 콧물, 농, 코막힘, 무취감 등
⑥ 입 : 입 냄새, 구내염, 입술마름, 짓무름, 주위의 습진 등
⑦ 이 : 잇몸의 출혈, 잇몸의 부종 등
⑧ 혀 : 부어오름, 습진, 아픔, 미각상실 등
⑨ 목 : 객담, 기침, 아픔, 가려움증, 부종, 갈증, 열, 목쉼 등
⑩ 가슴 : 압박감, 아픔, 감기증상 등
⑪ 식도 : 역겨움, 구토, 압박감, 답답함, 식욕감퇴 등

⑫ 위 : 아픔, 팽만감, 구토증, 오심(메슥거림) 등

⑬ 장 : 아픔, 팽만감, 변비, 설사, 흑변, 점변 등

⑭ 항문 : 출혈, 아픔, 치질의 악화 등

⑮ 피부 : 가려움, 반점, 돋아남, 습진, 발진, 여드름, 짓무름,
부종, 내출혈, 땀, 땀냄새 등

⑯ 전신 : 권태감, 탈력감, 졸음, 우울증, 어지럼증, 어깨결림,
요통, 관절통, 골통, 각부의 둔통감, 국부적인 저림, 실룩거
림, 경련, 쥐나는 증세, 근육통, 임파선의 부종, 열, 내출혈,
심장의 두근거림, 일시적인 혈압과 혈당상승, 빈뇨, 대하
증, 유방 통증, 생리불순 등

이와 같이 호전반응이 나타나는 부위와 정도, 기간은 사람에
따라 다릅니다. 특히 권태감, 졸음, 설사, 전신의 가려움증이나
열이 나는 습진 등은 호전반응 중 가장 많이 나타나는 증세입니
다. 그 증세는 하루에 끝나는 경우도 있고 다른 증상이 나타날
경우도 있습니다.

더구나 호전반응은 오줌을 마시고 곧바로 나타나는 사람도 있
는가 하면 수개월 지나거나 수년 지나서 나타나는 사람도 있습
니다. 이같이 각양각색이라고 할 수 있어 스스로 건강법을 해보
지 않고서는 모릅니다. 자기의 병 진단과 치료를 오줌에 맡기는
수밖에 없습니다.

여기서 강조하고 싶은 것은 이런 반응에 결코 놀라지 말라는 것입니다. 이러한 증세는 건강상태가 악화된 것이 아니고 몸에 침착되었던 독소가 씻겨나가 몸이 차츰 정화되어 건강하게 되어 가는 과정이라고 생각하십시오. 시간이 흐르면 반드시 낫습니다. 그리고 가장 주의할 것은 호전반응을 진정시키기 위해서 결코 약을 바르거나 복용하지 말고 자연히 낫도록 맡겨 두어야 합니다.

그러나 견디기 어려울 경우는 전술한 바와 같이 요 건강법을 일시 중단하되 이때도 약이나 다른 치료는 하지 않도록 합니다. 이 같은 호전반응이 나타나지 않는 사람이 더 많으므로 반응이 없다고 걱정할 필요는 없습니다.

호전반응 원인

호전반응은 체내에 쌓인 노폐물, 독소 등이 원인이 되어 자기도 모르게 나타나는 것입니다. 이것은 주로 과거의 잘못된 식생활, 병 치료시에 사용했던 주사나 약이 원인이 된다고 합니다. 동물성식품, 설탕이나 과자류, 통조림이나 가공식품, 자극성식품들을 장기간 섭취한 사람들에게 호전반응이 강하게 그리고 오래 나타난다고 합니다. 따라서 호전반응의 정도를 보면서 자기 식생활 개선의 기회를 얻을 수 있습니다. 음주나 담배를 삼가하고 곡물, 야채나 감자류나 버섯, 해초, 생선 등 어느 것이나 과식하지 말고 균형잡힌 소식을 하는 것이 우리들에게 적당한 식사

방법입니다.

약과 병용할 경우 주의사항

요료법과 여러 가지 약을 함께 복용하는 사람은 오줌 성분 중에 약이 포함되어 있는 것을 염려하는데 지금까지의 경험으로 봐서 전혀 염려할 필요가 없습니다. 그러나 혈압약을 함께 복용하는 고혈압 환자는 요 건강법을 시작했을 때 약과의 상승작용으로 혈압이 더 올라가거나 내려가는 일이 있으므로 마시는 양을 50cc 정도로 줄여야 합니다. 혈압의 고저에 따라 약의 양을 조절하며 서서히 약을 끊도록 하는 것이 좋습니다.

그 외의 병일 경우에도 요료법을 한다고 해서 갑자기 약을 끊지 말고 증상을 봐가면서 서서히 약을 줄이다가 끊는 것이 중요합니다.

요료법의 특징

요료법은 한 가지 방법만 있는 것이 아닙니다. 마시기도 하고 마사지도 하고 눈에 넣기도 하고 담그고 바르기도 합니다. 용도에 따라 방금 받은 신선한 오줌에서부터 오랫동안 묵힌 오줌에 이르기까지 병의 종류에 따라 여러모로 이용됩니다. 현대의 약품을 보면 마시는 약은 바르지 못하고 바르는 약은 마시지 못하지만 오줌은 그렇지 않습니다.

또 요 건강법의 장점은 의약품처럼 증상을 진정시키거나 병을 억제시키는 것이 아니고 우리 몸에 지니고 있는 자연치유력을 높여줌으로써 그 병을 근절시켜 완전히 건강을 회복할 수 있도록 하는 것입니다. 그러므로 한 가지 병뿐만이 아니라 몇 가지 병이 단번에 낫기도 하고 만성병으로 오래 고생하던 것이 좋아지기도 합니다. 요 건강법의 효과는 각자의 체질에 따라 그 효과가 나타나는 시기 등이 모두 다르기 때문에 극적으로 빨리 낫는 사람이 있고 오랜 시일이 걸리는 사람도 있습니다. 그러므로 요 건강법은 얼마만큼의 양에 얼마동안 마셔야 한다는 것을 일률적으로 말할 수는 없습니다.

그렇기 때문에 효과가 있다고 확신하면서 인내심 있게 오랫동안 지속하는 것이 중요합니다. 더욱이 요 건강법을 계속하면서 음주, 흡연을 금하고 식습관과 수면도 잘 관리해야 합니다. 좋지 못한 식사, 수면부족, 스트레스가 모든 병의 주 원인인 것을 깊이 명심해야 합니다.

나까오 의사 선생님이 설명한
인체와 요료법 메커니즘

정밀한 인체구조

인류는 발생 초에 비해서 체형에 변화가 있어도 인체기능의 본질은 조금도 변하지 않았습니다. 예를 들어 5감각기관인 시각, 청각, 후각, 미각, 촉각의 기능을 생각해 보면, 오늘날에 이르기까지 특별히 변화된 것이 없지만 그럴 필요성도 느낄 수 없을 만큼 본래 완벽하게 만들어져 있습니다.

시각을 보더라도 천연색, 입체상, 자동조리개, 자동초점, 자동셔터, 눈물의 자동세척클리닝, 눈썹의 자동방진장치, 렌즈의 밝기는 1.0 이상의 기능을 가지고 있습니다. 사진기를 보면 오늘에 이르기까지 훌륭한 수준으로 기능이 업그레이드됐지만 우리 눈의 능력에 비한다면 비교도 되지 않습니다.

청각에서는 고음, 저음은 물론 미세한 소리의 변화까지 판정할 수 있는 능력을 갖고 있다는 것은 누구나 아는 사실입니다. 후각, 촉각, 미각 등의 판정능력에 대해서도 곰곰이 생각해 보면 놀라운 사실을 발견할 수 있습니다. 특히 미각은 혀에 달고, 짜고, 맵고, 쓰고 그 외에 여러 가지 감칠맛까지 판별할 수 있는 미뢰(味蕾)가 있어 전기 검사로도 판별할 수 없는 것도 즉각 판별할 수 있는 능력이 있습니다. 더군다나 입에 넣은 것이 몸에 좋지 않거나 독성이 있다고 판단되면 곧 토해 버리면서 강제적으로 배제시킵니다. 이처럼 우리의 인체는 뇌의 판단을 기다리지 않을 정도로 완벽한 능력을 갖추고 있습니다.

인간의 소프트웨어인 뇌수(腦髓)를 보면 상상 이상의 사고력을 가지고 있으며, 모양, 색, 소리까지 기억하고 그 위에 미세한 전력마저도 필요치 않은 정밀구조가 작동하고 있습니다. 눈으로 보고 귀로 듣고 냄새를 맡고 맛을 보는 것을 종합해서 판정을 내리는 뇌의 활동은 참으로 경이로운 생체의 기능입니다.

오줌은 인체 내의 모든 정보를 갖고 있는 하드디스크

정상적인 방어기능을 가진 인체에 병이 생기면 완전자동복원 기능이 작동하게 됩니다. 자연치유능력을 가진 면역세포가 활동하기 때문입니다.

자연치유능력은 곧 인체기능의 항상성(恒常性)이며 한의학에서 말하는 '기력'입니다. 인체에서 이 능력을 충분히 발휘하려면 어디가 어느 정도 아픈지에 대한 정확한 데이터를 받고 분석하는 기능이 필요합니다.

혈액은 체내를 순환한 후 신장에서 여과되어 원래의 혈액으로 순환을 되풀이합니다. 그럴 때 대사물질(代謝物質)이 배출된 것이 오줌입니다. 따라서 오줌은 체내를 돌면서 아픈 곳을 완전히 파악하고 있는 정보원이며, 신장을 통해 배출되는 오줌은 체내의 부족성분을 혈액에서 찍어 온 복사판이라 할 수 있습니다. 다시 말해 체내의 모든 정보가 입력되어 있는 컴퓨터의 하드디스크와 같은 것으로 그 사람만의 특유의 정보원이며 화학적인 약물과는 전혀 다른 것입니다. 그래서 현대과학이나 의학지식을 동원해도 복잡한 질병이나, 사람마다 다른 수많은 오줌성분의 분석과 병에 대한 판단은 불가능합니다.

반면 우리의 몸에는 병의 정보원인 오줌을 자동분석하는 능력이 있습니다. 이런 자동분석 능력은 인후부 주면에 있는 것으로 추정하고 있으며 이를 뒷받침할 수 있는 요인을 알려드리겠습니다.

첫 번째, 오줌에 함유되어 있는 물질인 '인터페론'을 정맥주사시에는 평균 1000만 단위로 하는데 경구투여시에는 불과 100단위로 해도 그 효과면에서는 같습니다. 또한 경구를 하지 않고 위 속으로 바로 넣을 경우에는 그 효능을 전혀 볼 수 없습니다.

두 번째, 방광암이나 신장암에도 오줌을 입으로 지나가게 하면 회복효능을 볼 수 있지만 체내에 있는 오줌에서는 아무런 영향을 볼 수 없습니다.

세 번째, 오줌을 입안에 머금고 있다가 뱉어도 그 효능이 있습니다.

네 번째, 미국의 요료법에 대한 저서에 "단순한 감기에서 말기 암에 이르기까지 요료법으로 치료할 수 있을 뿐 아니라 병에 대한 진단도 필요 없게 된다."라고 한 내용이 있습니다. 이처럼 인체에는 오줌을 통하여 병이 자동진단이 되고 면역력이 증강되는 경이로운 능력을 갖고 있습니다.

목에는 병태(病態)감지기능이 있습니다

동경치과대학 명예교수인 호리구치의 'B-spot의 발견' 에 의하면 B-spot(비스팟)은 비공(鼻控)과 목이 이어지는 비인공이라고 불리는 부분을 말하며 인간이 살아 있는 한 공기가 계속 이곳을 통과하고 있어 끊임없이 염증을 일으킨다고 합니다. 이 염증은 우리들을 괴롭히고 있는 두통, 어깨 통증, 현기증, 알러지성 질환, 자율신경실조증 같은 병의 '불씨'이고 류머티즘에서 당뇨병, 교원병, 구내염, 위궤양, 백랍병, 심지어 암, 우울증까지 B-spot이 정상화가 되면 나을 수 있다고 밝혔습니다.

예부터 감기는 만병의 근원이라고 했습니다. 감기는 목의 염증에서 시작되어 몸의 모든 진단기능을 상실시켜 자연치유력을 방해합니다. 다시 말해, 목의 염증은 질병초기에 자연치유력이 상실된다는 것을 경고하는 증상입니다. 물론 감기는 전신의 조화가 깨져 일어나는 증상이며 어떤 곳이든 나빠질 가능성을 지니고 있다는 것을 알려주는 것이라고 해석할 수 있습니다. 목은 몸 전체의 센서입니다.

장에도 뇌와 같이 생각하는 능력이 있습니다

항문 부위의 장세포가 목에 있는 세포와 같이 몸 상태를 판독하는 기능이 있을 것이라는 가설이 있습니다. 그래서 오줌을 마시기 어려워하는 사람들이나 젖먹이 아기, 어린이에게는 항문에다 2~5cc 정도의 소량의 오줌을 주입하기도 합니다. 니이가다 대학의 후지다 교수에 의하면 장에 있는 센서를 자극하면 장에서도 호르몬이 분비된다고 합니다.

보통 장은 장기 중 하나라고 생각하지만 대단한 능력을 갖고 있습니다. 장관(腸管)이 마비되고 척수(脊髓)가 차단된 상태라도, 장만으로도 스스로 그 임무를 해낼 수 있습니다. 이처럼 조직에서 자기 스스로 일을 해내는 작용을 맡고 있는 것을 센서세포라 하며 그 센서가 감지하는 것을 신경세포가 전달합니다. 그 신호를 받은 리셉터는 근육의 신경이며 곧바로 뇌의 작용(조직)으로 이어집니다.

센서세포의 작용은 가지각색입니다. 예를 들면 단백질이나 지방질이 풍부한 식품이 들어오면 췌장에 명령해서 분해효소를 장 내로 끌어옵니다. 술이나 음식이 들어오면 알코올이나 아미노산을 감지해서 위에 지령을 내려 위산을 분비시킵니다. 또 달걀노른자가 들어오면 이를 인식해서 담낭을 움직여 수축운동을 일으키기도 합니다. 음식 안에 독소가 섞여 있을 때 장이 감지를 해서 장벽에 다량의 액체(장액)를 분비해서 독물을 체외로 보냅니다. 바로 '설사'입니다. 이 같은 구조는 생체의 방어반응으로서 매우 중요합니다. 장을 통해 유해물질을 감지하고 설사로 내보내지 못한다면 독으로 일찌감치 죽게 됩니다. 이러한 장의 작용 기전을 미뤄보았을 때 목과 항문에 오줌의 정보를 감지하는 기능이 있다고 해도 이상할 것이 없습니다.

요료법은 치료효과가 앞서는 의료(醫療)

요료법 연구는 처음부터 다른 의학 연구와는 다르게 결론이 먼저 나오고 이론은 다음에 나옵니다. 다시 말해 치료효과가 앞서고 이론이 뒤에 나오는 것입니다. 오줌을 마심으로써 감기에서 암까지 어떤 질병에도 효과가 있다는 사실이 선행합니다. 인도에서 개최된 세계요료법회의와 니카라콰이에서 개최된 중남미국가회의에서도 입증이 되었으며 매일 세계 각국에서 MCL연구소에 보내오는 수많은 임상예로 봐서 충분히 납득이 됩니다.

더군다나 요료법은 50년 이상 지속해도 부작용이 없다는 사실로 판명되고 있습니다. 그 외에도 역사적으로 그 효과가 4,000년 전부터 알려져 왔음에도 불구하고 아직 요료법의 효과에 대한 이론적인 해명이 되지 않고 있습니다. 효과가 확실한데도 이론적인 해명이 되지 않으니 의학의 궤도에 들어가지 못하고 어디까지나 민간요법으로 취급되고 있는 것이 현실입니다. 원리가 분명하지 않아도 치료효과가 확실히 나타나는 것이 바로 인체의 불가사의한 점입니다.

오줌은 약(藥)이 아닙니다

나까오 선생은 70년에 걸친 의료경험에서 요료법을 넘어서는 치료법을 경험한 일이 없다고 합니다. 하나의 물질로 치료와 예방을 해내는 것은 오줌을 빼고는 없다는 것입니다. 그런데 체외로 배출된 것이 다시 체내로 들어가 효과가 있다면 마시지 않고 체내에 있는 동안에도 효과를 발휘할 것이라고 생각할 수도 있습니다. 이런 점에서 요료법은 약물이 아닌 것이 확실합니다. 그러면 왜 오줌은 체외로 배출되었다가 다시 마셔야만 효과를 발휘하는 것일까요? 혹시 인체에는 미량으로 배출된 물질을 분석해서 자연치유능력을 발휘하는 작용이 갖춰 있는 것은 아닌지 상상해 볼 수 있을 것입니다.

하야시바라생물화학 연구소의 키모토 박사는 연구결과에서 신장염에 요료법이 좋은 영향을 줬다고 말합니다. 더욱이 오줌을 만드는 신장이나 방광에 암이 생긴다는 것은 오줌이 약물이 아니라는 것을 말해줍니다. 또한 마시면서 신장암이나 방광암 등의 암이 소실되는 것은 오줌의 미량물질을 분석하는 기능이 인체에 있으며 거기서 얻은 정보에 따라 자연치유력을 발휘한다고 결론을 내릴 수 있습니다.

병을 치유하는 것은 자연치유력이지 약물이 아닙니다. 병이 낫는 것은 어디까지나 '자연치유력' 즉 생체 자신의 힘에 의한 것으로 약물은 조력을 해줄 뿐이라는 것을 알아야 합니다. 그래서 약품에 의해 병이 낫는다고 생각하는 것은 착각에 지나지 않습니다. 유기물질인 오줌은 자연치유능력을 증가시키는 것으로 이보다 더 좋은 치료제는 없습니다.

새로운 사실을 발견하고 발전시키는 것은 참으로 어려운 일입니다

'천연두에 한 번 걸리면 두 번 다시는 천연두나 우두에 걸리지 않는다.' 젖 짜는 농부에게서 이 말을 들은 제너(Jenner)는 연구를 거듭해서 이 말이 사실인 것을 밝혀냈고 이를 논문으로 학사원에 제출했습니다. 하지만 학사원은 이해할 수 없는 이론이라며 일축해 버렸습니다.

당시(18세기)에는 전염병의 원인이 세균이나 바이러스라는 것을 아직 몰랐을 때였고 100년이 지나서야 밝혀졌습니다. 제너의 논문을 보고 비웃는 사람도 많았지만 인정한 사람 또한 많았기 때문에 결국 유럽 전역에서 받아들여졌습니다. 1,900명에게 우두를 접종하고 그 중 500명에게는 다시 천연두를 접종했는데 한 사람도 감염이 되지 않았습니다. 지금은 일반화되어 있는 천연두와 우두접종도 처음엔 비웃는 사람이 많았던 것처럼 요료법도 그러하다고 생각합니다.

싸움터에서 체험한 귀중한 사실

요료법이 빛을 보게 된 것도 30여 년이 지났습니다. 나까오 선생이 연구를 시작한 것은 1937년부터였지만 대중에 알린 것은 그로부터 50년이 지난 1988년에 일본 야마나시현 고후시 사회교육센터에서 처음 요료법 강연회를 개최한 이후부터였습니다. 특히 건강잡지 「소카이」에 기사가 게재되고부터 처음으로 사람들에게 알려지게 되었습니다.

이전부터 의료계 관계자들에게 알릴 필요가 있어 1985년 8월 31일 발행한 일본 의사신보 제3201호에 게재했었습니다.

"제2차 세계대전 중에 미얀마, 인파루전에 군의관으로 종군하여 지옥의 버마전선에서 많은 부상병에게 요료법을 실시케하여 요료법이 어떤 질환에 특별한 효과가 있었는가에 대한 사실과 영양실조에 걸린 힘없는 부상병들이 아무런 부작용 없이 회복된 사실…"

이 글로 오줌을 마시는 것은 생체에 어떤 악영향을 주는 것이 아니라는 사실을 알릴 수 있었고, 현재 80이 다된 의과대학교수들도 시험해 볼 수 없었던 귀중한 '인체실험' 자료를 제공해 주었습니다. 만일 전쟁터의 경험이 없었더라면 요료법이 아무리 5,000년의 역사와 여러 가지 경험을 예로 들더라도 대중에게 의사로서 책임지고 권할 수는 없었을 것입니다. 동물실험보다는 인체실험이 모든 면에서 훨씬 뛰어나기 때문입니다.

그 후 에이즈에 관한 치료법을 일본 의사신보 3281호에 이어서 '헤르페스와 통풍에 탁월한 효과가 있는 요료법', '류머티즘의 치료는 자기오줌으로' 등을 의학잡지나 의사회보에 게재하여 의사들의 비평이나 의견을 듣고자 했습니다. 하지만 이에 대하여 아무런 반대 의견이 없었습니다. 지방의 의사들은 자신들의 헤르페스와 류머티즘에 탁월한 효과를 보았다는 실험 결과를 보고할 정도였습니다.

일반인들에게 요료법을 알려도 아무런 부작용이 없다는 확신을 갖고 강연회를 개최했습니다. 특히 「소카이」라는 건강잡지에 10여 년간 요료법을 대대적으로 소개했습니다. 대중들이 오줌을 마시는 것에 대해 아무런 지장이 없다는 기초적인 실험단계를 마치고, 다음 연구 목적으로는 '요료법의 메커니즘'을 밝혀주는 것이었습니다. 메커니즘을 모르면 그냥 민간요법으로써 효과가 있다는 것일 뿐이지 학회에 발표하여 효과를 확인시킬 수가 없기 때문입니다.

요료법의 메커니즘에 대하여 연구를 하면서 오줌이 '체내정보'의 복사판이라는 생각을 했습니다. 이미 보고된 '목 부분에 있는 특수한 세포 발견'이라는 연구논문과 아울러 생각하면서 '오줌이 목을 통과함으로써 자연치유력을 증강시킨다.'라는 추론을 만들어 냈습니다. 그리고 오줌을 주입관으로 직접 위장으로 주입시켜 보았으나 목을 통과했을 때처럼 효과가 나타나지 않는다는 실험결과를 통해 추론을 증명했습니다.

1996년 인도 고아에서 열린 제1회 세계요료법대회에서 나까오 선생은 이 메커니즘에 관한 강연보고를 통하여 세계에 처음으로 공표했습니다. 그리고 1999년 독일 게스펠드에서 개최된 제2회 세계요료법대회에서 특별강연자로서 이 메커니즘을 알렸고, 아무런 이의도 없이 출석한 여러 나라의 의사와 학자들로부터 인정을 받았습니다.

현재 요료법에 관한 출판물은 한국, 미국, 독일, 프랑스, 호주, 중국, 인도, 멕시코, 브라질, 대만, 태국 등 헤아릴 수 없을 정도로 많이 퍼져 있습니다. 특히 일본은 주요신문과 TV 매체들을 통해서 전국에 소개가 되었고 게재된 외국 과학 잡지는 「네이처」, 「스피겔지」를 비롯하여 열거할 수 없을 정도입니다. 중국에

서는 한 마을의 반 이상이 요료법을 실천하고 있다는 보고를 받
기도 했습니다. 나까오 료이치 의사가 제창한 요료법은 현 의학
계에 있어서 원자탄과 같다고 했습니다. 더욱이 요료법 덕분에
많은 사람들이 구제를 받았다는 공로로 일본에서 '문화공로상'
을, 브라질에서는 '금환 후작장'이 수여되었고, 프랑스에서는
표창장을 보내 왔습니다. 요료법 제창 후 10년간 걸친 요료법 보
급의 놀라운 성과입니다.

Chapter 2

요료법과 줄기세포

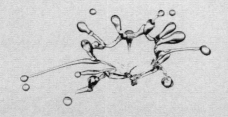

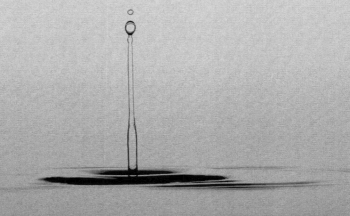

줄기세포와 요(尿)줄기세포

저는 나까오 의사 선생님이 설명한 인체와 요료법 메커니즘 외에도 요료법을 검증할 만한 요소가 또 있을 것이라는 생각을 가지고 있었습니다. 그렇게 30년 동안 요료법을 연구하다 요줄기세포 논문을 접하게 되었고, 오줌이 체내에 엄청난 효과가 있는 것은 분명 오줌과 줄기세포 간에 의미 있는 연관 때문이라 추론했습니다. 그래서 이 책을 통하여 지금까지 쌓아온 저의 요료법 지식과 줄기세포의 연관성을 과학적으로 풀어내려 합니다.

세포와 줄기세포

육체의 기본단위는 세포입니다. 우리 몸의 조직을 만드는 엄마세포(씨세포)는 줄기세포입니다.

줄기세포의 종류

줄기세포는 크게 배아줄기세포와 성체줄기세포로 나뉩니다.

배아줄기세포

배아줄기세포는 수정 후 14일이 안 된 세포 덩어리 단계의 배아에서 얻을 수 있습니다. 증식력과 분화능력이 높지만 안전성이 떨어져 임상이 어렵습니다.

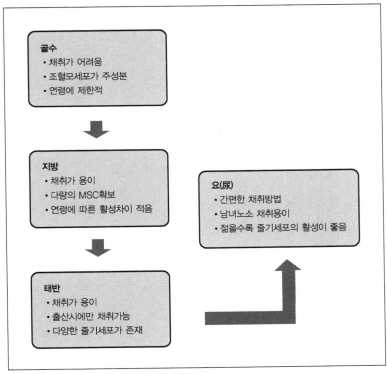

〈성체줄기세포(MSC)의 종류〉

성체줄기세포

어디에서 뽑느냐에 따라 줄기세포의 명칭이 다릅니다.

줄기세포는 자가재생과 증식능력이 중요합니다. 특히, 요줄기
세포는 해당 능력이 다분히 높습니다.

줄기세포의 능력

• **자가재생능력**(Self Renewal)

동일한 형태의 능력을 가진 세포수를 늘리는 능력이 있습
니다.

• **호밍효과**(Homing Effect)

신체의 손상된 부위로 이동하여 재생하는 능력이 있습니다.

• **분화능력**(Differentiation)

약 210가지 종류의 줄기세포로 분화되는 능력이 있습니다.

줄기세포 기능

• **재생 기능**(Regeneration)

줄기세포가 피부세포를 재생하게 돕습니다.

• **항상성 유지**(Homeostasis)

우리 몸의 상태를 정상적으로 유지하는 균형자 역할을 합니다.

요줄기세포의 가능성

최근 연구결과 소변에도 줄기세포가 존재한다는 것이 발견되었습니다. 소변에 존재하는 줄기세포를 요(尿)줄기세포라 하며, 이는 신장에서 떨어져 나온 줄기세포입니다. 소변에서 유래한 줄기세포는 특히, 비뇨생식계 체세포로 분화가 용이하여 신장조직의 재생과 기능회복에 도움을 주고, 비뇨생식계 질환치료에 도움을 줄 수 있습니다.

성체줄기세포 중 의학적으로 현재 가장 많이 쓰이고 있는 것은 지방줄기세포입니다. 앞으로 5년 후에는 '요줄기세포'가 줄기세포 치료에 주로 상용화될 것이라고 합니다. 요줄기세포는 언제 어디서나 간단하고 편리하게 채취가 가능하며, 남녀노소 누구나 보관이 용이합니다.

특히, 어린이, 청소년들도 본인의 줄기세포를 아무런 통증 없이 보관할 수 있습니다.((주)바이오스타 『요(尿)줄기세포은행(uKSTEM)』참고.)

줄기세포 이야기

줄기세포는 200~250여 가지의 세포들로 분화될 잠재력을 가지고 있습니다. 다음은 최근 연세대 최강열 교수가 21세기 의학의 패러다임을 바꾸고 있는 줄기세포에 관하여 독자들이 쉽게 접근하고 이해할 수 있도록 YTN사이언스에 출연하여 설명한 내용을 참고하였습니다. 더 자세한 내용이 궁금한 독자들은 줄기세포에 관한 강의 내용들을 찾아서 보는 것도 도움이 될 것입니다.

배아줄기세포는 어린이입니다

배아줄기세포는 커서 무엇이 될지 아직 예측 불가한 잠재력 있는 어린이와 같다고 할 수 있습니다. 배아줄기세포는 모든 세포가 될 수 있는 잠재력을 가지고 있습니다.

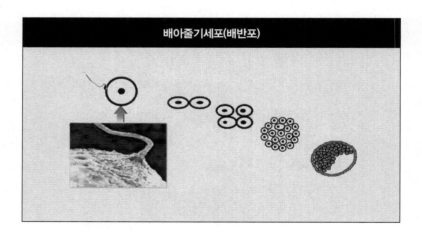

배아줄기세포(배반포)

배아줄기세포에 대한 연구는 늘 생명 윤리의 문제를 안고 있기 때문에 다루기가 조심스럽습니다.

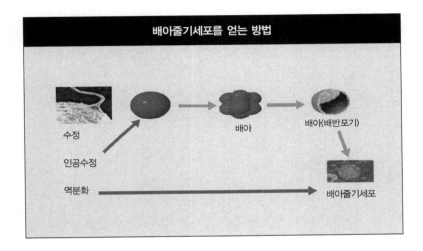

성체줄기세포

성체줄기세포는 배아줄기세포와 다르게 제한적인 잠재력만 가지고 있습니다. 손상이나 질병, 노화 등으로 죽은 세포를 대체하기 위해 새로운 세포를 공급하는 미분화상태의 세포입니다. 필요한 때에 자외선, 엑스선 등의 빛을 방출하기도 합니다. 도마뱀 꼬리가 잘리면 두 개가 생기지 않고 딱 하나만 다시 생기는데 이때 성체줄기세포가 작용합니다.

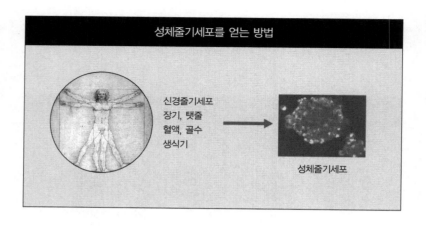

성체줄기세포를 얻는 방법

신경줄기세포
장기, 탯줄
혈액, 골수
생식기

성체줄기세포

유도만능줄기세포

유도만능줄기세포는 자연계에는 존재하지 않는 줄기세포입
니다. 면역거부반응, 암 등의 문제가 해결이 되어야 줄기세포 치
료를 실용화할 수 있습니다.

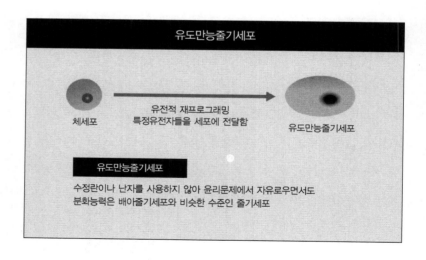

유도만능줄기세포

체세포

유전적 재프로그래밍
특정유전자들을 세포에 전달함

유도만능줄기세포

유도만능줄기세포

수정란이나 난자를 사용하지 않아 윤리문제에서 자유로우면서도
분화능력은 배아줄기세포와 비슷한 수준인 줄기세포

오줌의 항체, 줄기세포 관련 연구 논문과
매스컴 소개 기사들

미국 연구팀 "소변에도 만능 줄기세포 있다"

최근 미국의 웨이크 포리스트 뱁티스트 메디컬센터(Wake
Forest Baptist Medical Center) 재생의학연구소 연구팀이 소변
에서 채취한 줄기세포를 방광에서 혈관에 이르는 다양한
조직의 세포로 분화시키는 데 성공했다고 사이언스 데일리
와 메디컬 뉴스 투데이가 보도했습니다.

소변에도 다양한 종류의 세포로 분화할 수 있는 능력을 지
닌 만능 줄기세포가 있다는 사실이 밝혀짐에 따라 소변 속
의 줄기세포는 아주 간단하고 비용이 별로 들지 않는 방법
으로 사실상 무제한 채취가 가능하다고 연구팀을 이끈 장
위안위안(Yuanyuan Zhang) 박사가 밝혔습니다.

이 세포는 배아의 기본구조로 줄기세포의 특징인 내배엽,
중배엽, 외배엽으로 분화했습니다. 이는 이 세포가 진정한
줄기세포의 능력을 지니고 있음을 보여주는 것입니다.

이 줄기세포는 골수 같은 결합조직에 들어 있는 줄기세포
인 중간엽세포와 작은 혈관에서 발견되는 중간엽세포의 일
종인 혈관주위세포(pericyte)의 표지도 지니고 있었습니다.

연구팀은 실제로 이 줄기세포를 방광의 내막을 구성하는

평활근과 요로상피세포로 전환시키는 데 성공했습니다. 방광평활근과 요로상피세포를 돼지의 내장으로 만든 뼈대(scaffold)에 입혀 쥐에 이식한 결과 한 달 후 여러 겹의 구조를 지닌 조직을 형성했습니다.

소변 줄기세포는 체세포에 특정 유전자를 주입해 역분화시켜 만드는 유도만능줄기세포(iPS)와 배아줄기세포와는 달리 이식했을 때 기형종양을 형성하지 않는 이점이 있다고 연구팀은 밝혔습니다. 장위안위안 박사가 이끈 연구팀의 연구결과는 국제학술지 '줄기세포(Stem Cell)' 온라인판에 게재됐습니다. 미국 연구팀이 "소변에도 만능 줄기세포 있다"고 발표한 내용은 SBS뉴스와 각종 신문 등 언론매체에 소개되었습니다.

오줌의 재발견?…尿줄기세포도 보관한다

우리나라에 세계 최초로 요(尿) 줄기세포 보관은행이 만들어졌습니다. 보통 줄기세포라고 하면 우리는 제대혈, 지방, 골수 같은 몸속에서 채취하는 것을 떠올립니다. 그런데 2013년 미국의 웨이크 포리스트 뱁티스트 메디컬센터(Wake Forest Baptist Medical Center) 재생의학연구소 연구팀이 소변에도 만능 줄기세포 있다는 것을 발표함에 따라 채취가 쉽고 다른 장기로 분화할 가능성도 높은 오줌이 재평가 받고 있습니다. 네이처셀은 2016년 세계 최초로 '요(尿) 줄기세포(uK STEM)' 보관은행 출범식을 개최했습니다.

uK STEM은 신장에서 유래된 줄기세포를 소변에서 추출하여 배양, 보관하는 서비스입니다. 네이처셀의 연구팀이 독자적으로 개발한 기술로, 소변에서 줄기세포를 추출하고 배양방법 개발에 성공, 보관 서비스 공정 확립 및 줄기세포 은행을 구축했습니다.

기존에 성체줄기세포 보관을 위해서는 연령과 시기에 따라 채취상의 통증과 어려움이 수반됐으나 요 줄기세포는 남녀노소 누구나 소변에서 손쉽게 줄기세포를 얻을 수 있을 뿐만 아니라, 공간적 제약이 없이 언제 어디서나 반복적으로 채취할 수 있다는 장점을 갖고 있습니다.

특히 요 줄기세포는 비뇨생식기 세포로 분화가 용이하다는 게 장점입니다. 이에 연구팀은 요실금, 발기부전 등의 비뇨생식기 질환을 치료하는 데 이용할 수 있도록 연구 중에 있으며, 신장 조직의 재생에 탁월한 효과를 지니고 있어 신장 질환에 집중, 급·만성 신부전증의 신장기능 재생 치료를 시도할 예정이라고 합니다. 이러한 발표는 TV조선과 각종 신문 등 언론매체에 소개되었습니다.

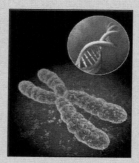

〈소변 추출 줄기세포로 치아를 만든 중국〉

2013년 8월 연합뉴스는 인간의 소변에서 채취한 세포를 이용해 치아조직을 만들어 내는 실험이 중국에서 성공을 거두었다는 뉴스를 게재했습니다. 중국 과학원 산하 광저우(廣州)생물의약건강연구소 연구진은 인간의 소변에서 채취한 세포를 유도만능줄기세포(iPS)로 역분화시킨 뒤 이를 치아 형성에 필요한 세포들로 다시 분화시켜 쥐의 신장에 이식, 치아와 유사한 구조를 지닌 조직을 만들어 내는 데 성공했다고 영국의 BBC뉴스 인터넷판과 메디컬 뉴스 투데이가 발표한 것입니다.

페이돤칭(Duanqing Pei) 박사가 이끄는 연구진은 우선 인간 소변에서 얻은 세포를 역분화시켜 만든 iPS를 치아의 표면인 법랑질을 만드는 상피세포로 분화시켰습니다. 이어 이

상피세포에 치아를 구성하는 상아질, 백악질, 치수(齒髓)를 만드는 쥐의 배아 중간엽세포를 섞어 쥐의 신장에 이식했습니다. 이식된 세포는 3주 후 인간의 치아와 닮은 모양으로 자라났습니다. 성공률은 30%였습니다.

이 치아는 겉 부분은 인간의 세포로 만들어진 법랑질이 싸고 있었고 그 속은 쥐의 중간엽세포로 만들어진 상아질과 치수로 이루어져 있었습니다. 다만 이 원시형태의 치아는 단단함이 인간치아의 3분의 1밖에 안 되었습니다. 이 문제는 실험과정에서 사용된 쥐의 배아 중간엽세포를 사람의 중간엽세포로 바꾸면 해결될 수 있을 것이라고 페이 박사는 말했습니다. 그렇게 하면 치아의 싹(tooth bud)을 만들어 낼 수 있을 것이며 이를 턱뼈 속에 심으면 완전한 치아로 자라날 수 있을 것으로 그는 전망했습니다. iPS는 피부세포 같은 성체세포에 통상 4가지 유전자를 주입해 배아줄기세포와 같은 원시상태의 만능세포로 역분화시킨 것을 말합니다.

연구진이 소변을 이용한 것은 세포를 가장 손쉽게 채취할 수 있기 때문입니다. 소변에는 배설기관의 세포들이 섞여 나옵니다. 이 연구결과는 '세포 재생'(Cell Regeneration) 최신호에 발표됐습니다.

링크: http://www.yonhapnews.co.kr/bulletin/2013/07/31/0200000000AKR2013073
1053700009.HTML?input=1179m

소변 유래 줄기세포: 세포치료법과 재생 의학을 위한 새롭고 다재다능한 전구물질

Chapter 2
Urine-Derived Stem Cells: Biological Characterization and Potential Clinical Applications

Guihua Liu, Chunhua Deng, and Yuanyuan Zhang

Abstract A subpopulation of urine-derived cells, termed urine-derived stem cells (USCs), possess stem cell capabilities, such as self-renewal and multipotential differentiation. These cells can differentiate into mesodermal cell lineages, such as osteocytes, chondrocytes, adipocytes, endothelial cells, and myocytes, including smooth muscle cell differentiation and endodermal lineages (e.g., urothelial cells). These cells maintain high telomerase activity and possess long telomeres; further, they retain a normal karyotype in vitro even after several passages. Importantly, these cells do not form teratomas in vivo. USCs express cell surface markers associated with pericytes and mesenchymal stem cells. These cells can be isolated from regular voided urine from each individual via a noninvasive, simple, and low-cost approach. The USCs isolated from one single urine specimen can generate up to 100 million cells at early passage, sufficient numbers to use for cell-based therapy for tissue repair.

Keywords Stem cells · Urine · Cell differentiation · Urinary tract system · Tissue regeneration

Abbreviations

3-D   Three-dimension
ECs   Endothelial cells
EFM   Embryonic fibroblast medium

G. Liu · C. Deng · Y. Zhang (✉)
Wake Forest Institute for Regenerative Medicine, Wake Forest University School of Medicine, Medical Center Boulevard, Winston Salem, NC 27157, USA
e-mail: yzhang@wfubmc.edu

최근 우리는 줄기세포가 소변에 존재함을 발견했다. 이 세포들은 매우 팽창성이 있으며 자기 재생 능력, 파라크린 성질 및 다분화능력을 가지고 있다. 새로운 세포 공급원으로 소변에서 유래한 줄기세포(USC)는 요로계에서 유래한 여러 가지 조직, 특히 비뇨 생식기관의 재생에서 세포 치료 및 조직 공학 응용에 이점을 제공한다. 중요하게도 USC는 비침습적이며 간단하고 저렴한 방법으로 얻을 수 있고 고효율로 유도되어 3개의 진피 세포 계통으로 분화된다.

요약 및 결론

새로운 세포 원천으로서 USC는 조직 재생, 특히 비뇨 생식기 조직 수복을 위한 우수한 실행 가능성 및 안전성 프로파일을 가지고 있다. 이 세포들은 텔로머라아제 활성을 나타내며 매우 팽창할 수 있지만 생체 내에서 말단 비대증이나 종양을 유도하지는 않는다. USC는 유모 세포, 근세포, 내피 세포 및 유로 피세포를 효율적으로 생성할 뿐만 아니라 성장 인자와 사이토카인을 분비한다. USC와의 세포 치료의 전임상 결과는 당뇨병성 발기 기능, 스트레스 요실금, 요도 및 방광 재건 및 신부전의 모델에서 긍정적이었다.

매개 상염색체 우성 고콜레스테롤 혈증연구를 위한 모델로서 소변 샘플 유래 인간 유도만능줄기세포

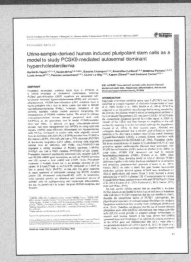

요약

Protein convertase subtilisin kexin type 9(PCSK9)는 콜레스테롤 항상성의 중요한 조절 인자이다. PCSK9 기능 상실(GOF) 돌연변이가 상염색체 우성 고콜레스테롤 혈증(ADH) 및 조기 죽상 경화증과 관련되어 있는 반면, PCSK9 기능 상실(LOF) 돌연변이는 심장 보호 효과가 있으며, 경우에 따라 가족성 저콜레스테롤 혈증을 유발할 수 있다. 그러나 현재 이용 가능한 세포 모델의 한계는 PCSK9 돌연변이의 결과를 더욱 분명하게 해독하지 못하게 한다. 우리는 PCSK9 매개 ADH와 FHBL을 모델링하기 위한 적절한 도구로 소변 표본 추출 인간 유도만능(pluripotent) 줄기세포(UhiPSCs)를 검증하는 것을 목표로 했다. 우리의 목표를 달성하기 위해 소변 표본에서 추출한 체세포를 episomal vector를 이용하여 hiPSCs로 재 프로그램하였다. UhiPSCs는 간세포 유사세포(HLC)로 효율적으로 분화되었다.

연구논문

소변 샘플을 이용한 인간 유도만능줄기 세포의 생성

인간 유도만능(pluripotent) 줄기세포(iPSCs)는 여러 조직에서 다양한 효율로 생성되었다. 그러나 기증자 세포를 획득하는 것은 대부분의 경우 힘든 격리를 요구하는 침습적인 절차이다. 여기에서 우리는 소변에 있는 박리된 신장 상피세포로부터 인간 iPSC를 생성하기 위한 상세한 프로토콜을 제시한다. 이 방법은 요로 세포의 분리가 간단하고(소변 30ml이면 충분), 비용 효과가 있고 보편적이므로 모든 상황에서 유리하다(모든 연령, 성별 및 인종에 적용할 수 있음). 또한, 전체 과정은 합리적으로 빠른 속도로 약 2주간의 비뇨 세포 배양과 3~4주간의 재프로그램으로 이루어지며, 외래성 인자의 레트로 바이러스 전달을 사용하여 iPSC 콜로니 수율은 일반적으로 4%까지 높다.

요료법은 선택이 아닌 필수입니다

불로초가 내 몸 속에?

노화는 사망 가능한 요인이거나 질병은 아니지만 질병에 걸리는 위험이 증가하게 되며, 노화가 어느 정도 진행되면 사망에 이르게 됩니다. 신체기능이 노화된다는 것은 몸안의 세포는 더욱 빨리 노화가 진행되고 있다는 것입니다. 오줌을 마시고 있다면 보다 젊고 건강한 삶을 영위할 수 있습니다.

명의가 내 몸 속에?

질병은 "몸의 온갖 병"이라는 뜻으로 신체 기관의 기능 장애와 죽음에 이르기까지를 포괄합니다. 오줌을 마시고 있다면 어느 날 나도 모르게 나 자신조차 알아볼 수 없는 치매… 점점 혈관이 막히는지도 모르는 채 돌연사를 당하거나… 질환으로 오는 고통스러운 합병증 등을 예방할 수 있습니다.

기적이 내 몸 속에?

사고는 예측할 수 없는 우리 삶에 도사리고 있는 무시무시한 불행입니다. 사고 시 응급처치를 어떻게 했느냐에 따라서 사람의 삶과 죽음이 좌우되기도 하며, 회복기간이 단축되거나 길어질 수도 있고 일시적인 장애로 끝날 수 있었던 것이 영구적으로 고정되어 버릴 수도 있습니다. 오줌을 마시고 있다면 갑자기 닥쳐온 사고에도, 보다 빠른 회복을 기대하고 좋은 예후의 가능성을 높일 수 있습니다.

요료법과 줄기세포 비교

줄기세포는 아픈 곳을 찾아가 치료하는 재생성과 항상성이 있습니다.

역할 및 기능	상처치유	혈액공급	면역조절	항균작용	세포사멸 예방	내분비 조절
줄기세포	O	O	O	O	O	O
오줌	O	O	O	O	O	O

세포유형	요줄기세포	지방 줄기 세포	골수줄기세포	배아줄기세포
자가재생과 증식능력	높다	높다	제한적	매우 높다
다분화 능력	다분화능 높다	골수와 비슷	다분화능	높다
채취 방법	비침습적	침습적	침습적	침습적
순수줄기세포 분리	매우 쉽다	어렵다	어렵다	쉽다
종양 형성	아니오	아니오	아니오	예
임상 시험	가능	가능	가능	안전문제

이처럼 표를 살펴보면 요료법은 줄기세포의 성능과 너무나 닮은 것을 관찰할 수 있습니다.

결론적으로 요료법을 통하여 무수한 종류의 병들이 치유될 수 있는 이유는 오줌이 지닌 여러 가지 유익한 성분 중, 특히 줄기세포가 인체의 아픈 부분을 찾아서 낫게 하는 것이라 추론할 수 있습니다. 드디어 오줌 안에서 무한한 기능을 지닌 요줄기세포가 발견됨으로써 요료법 효과가 과학적으로 검증되어 가는 과정에 있다고 생각합니다.

Chapter 3

각 언론사, 매체,
논문 자료에 소개된 요료법

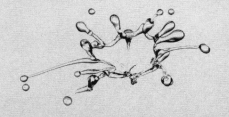

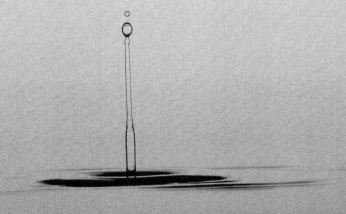

각 매체에서 소개한 요료법

신장병에 대한 요료법 실험 결과

실험취지

오줌을 만들어 내는 신장에 장해가 일어났을 때 요료법의 효과가 있는지 없는지 아니면 인체에 오히려 장해를 일으키는지 알아내기 위한 실험을 진행했습니다.

신장

신장은 누에콩과 비슷한 모양으로 등뼈의 안쪽에 좌우 한 개씩 두 개가 있습니다. 바깥쪽은 피막으로 둘러있고 피막에는 지방세포가 주위에 있습니다. 그 피막을 벗기면 팥과 비슷한 색깔의 신장이 나타납니다. 신장을 똑바로 반으로 자르면, 피질(皮質), 수질(髓質),

신배(腎杯), 신우(腎盂) 등이 나타납니다. 신장의 피질과 수질은 많은 기능적 단위(네프론)로 되어 있어서 한 개의 신장에는 약 100만 개의 네프론이 있습니다. 이 네프론은 모세혈관이 뒤엉켜 있는 사구체와 그것을 싸고 있는 포망낭으로(신소체라고도 함) 되어 있습니다.

신장은 체내를 순환한 혈액을 걸러서 오줌으로 내어 보내는데 이 여과장치를 사구체라 합니다. 사구체에서 여과된 원뇨(原尿) 중 몸에 필요한 것이 다시 흡수되어 원뇨의 약 1%가 오줌이 되어 신우에서 요관을 통하여 방광으로 흘러나와 체외로 배설됩니다.

신장 구조

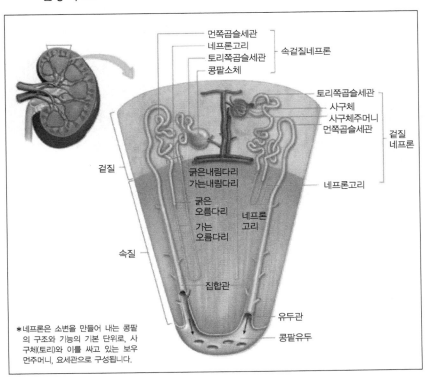

*네프론은 소변을 만들어 내는 콩팥의 구조와 기능의 기본 단위로, 사구체(토리)와 이를 싸고 있는 보우먼주머니, 요세관으로 구성됩니다.

실험내용

신장질환의 대표적인 것 중 사구체신염이라는 병이 있습니다. 실험용 쥐에 사구체신염을 일으켜 신장의 상피세포의 장해나 사구체의 병변(病變)이나 단백뇨의 출현(出現)이 있을 때 요료법의 영향을 조사했습니다. 다시 말해 신장에 장해가 있는 경우 오줌을 마시게 하면 이 신장장해에 어떤 영향을 미치는가를 조사하는 실험입니다.

실험방법

실험용 쥐에 신장장해를 일으키기 위하여 N-N' 디아세틸벤진이라는 약물을 주사하고 이 주사로 사구체의 혈관이 충혈 되거나, 울혈이 일어나고 때로는 출혈과 용혈(溶血)에 의해 순환장애를 일으킵니다. 또한 사구체의 상피세포에 공동화(公洞化)가 나타나기도 하고 기저막(基低膜)이란 부분의 경화가 나타나기도 하여 사구체가 변성(變性)하여 위축되어 소실됩니다. 게다가 단백뇨가 나오기까지 합니다. 때로는 전혀 오줌이 나오지 않는 상태가됩니다. 이와 같은 신장장해에 대한 요료법의 효과 유무를 실험 관찰하였습니다.

실험용 쥐를 다음과 같이 4개 그룹으로 나누어 관찰하였습니다.

- 물만 먹인다.
- 프로폴리스만 먹인다.
- 자기 오줌+물을 먹인다.
- 자기 오줌+프로폴리스를 먹인다.
- 그 외에 N-N'의 주사와 동시에 요료법을 시작한 것.
- 주사 30일 전에 요료법을 시작한 것.
- 신장에 장해가 생긴 뒤에 요료법을 시작한 것으로 분류하여 관찰함.

신장장해는 요단백과 요량의 변화에 대하여 조사하고 각 신장은 단백뇨의 원인이 되는 사구체의 병변을 현미경으로 비교 조사했습니다.

실험결과

- 물만을 먹인 것은 사구체의 상피세포의 탈락, 경화, 위축 및 소실이 일어났으나 자기 오줌을 먹인 것, 오줌+프로폴리스를 먹인 것은 사구체의 상피세포가 오랫동안 보존되었습니다.
- N-N'의 주사 전부터 요료법을 시작한 그룹은 주사와 동시에 시작한 그룹에 비해서 요단백도, 오줌의 성상(性狀)도, 사구체의 병변도 훨씬 좋은 결과를 얻었습니다.

• 그 중에서도 물만을 먹인 것에 비하여 오줌+프로폴리스를 먹인 것은 약간의 장해는 나타났으나 비교하면 가벼운 것이었습니다. 이유는 모르겠으나 오줌+프로폴리스는 신장장해에 상당한 예방적 작용이 있다는 것을 알게 되었습니다. 평소부터 오줌+프로폴리스의 요법을 계속하는 것이 중요하다는 것을 시사하고 있습니다.

• 신장장해가 일어나서부터 요료법을 시작했을 경우 물만을 먹인 것은 확실히 사구체에 병변을 일으켰지만 오줌+프로폴리스는 효과가 커서 병변의 진행을 억제했습니다. 오줌 또는 프로폴리스만을 먹인 것은 사구체에 병변이 보이긴 했지만 물만 먹인 것에 비하면 훨씬 가벼운 병변입니다.

• 물만을 먹인 것은 요단백이 어떤 시기에 급격히 증가하여 오줌이 나오지 않는 결핍상태로 되고 요단백치(値)도 측정불능이 되었습니다.

  오줌만을 먹인 것은 요단백은 나오지만 요결핍 상태는 일어나지 않고 반대로 오줌이 잘 나오는 이뇨(利尿)작용효과를 보았을 때, 투명하게 맑아진 상태였습니다.

• 특히 오줌+프로폴리스를 먹인 것은 요단백도 억제되고 이뇨작용 효과도 좋았습니다. 이상의 실험으로 보아 자기 오줌을 마시는 요료법은 사구체의 병변에 효과가 있다는 것을 발견하였습니다. 오줌에는 여러 가지 미량의 활성인자

가 포함되어 있기 때문에 원인은 잘 모르겠으나 이 같은 실험이 요료법의 메커니즘 해명에 일조가 될 것이라 생각합니다.

요료법 실천가 데사이 인도 전 수상의 격려편지

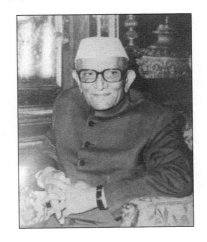

인도의 전 수상인 모라르지 데사이는 65세부터 30년 이상 매일아침 오줌 한 잔을 마시면서 건강하게 살다 임종했습니다. 젊은 시절에는 마하트마 간디와 함께 인도의 독립운동을 추진하기도 했고, 인도의 독립 후 1977년에서 79년까지 2년간 수상을 지냈습니다.

1975년에 뉴욕타임즈와 인터뷰 중 자신의 건강법은 자기 오줌을 마시는 요료법이라고 말해서 큰 화제가 되었습니다. 그 후 많은 사람들에게 요료법에 관해서 조언하는 등 요료법의 보급에 힘을 기울여 왔습니다.

일본 MCL연구소 설립 당시 데사이 전 수상이 직접 편지로 축하를 보냈습니다. 내용은 다음과 같습니다.

삼가 아룁니다.

요료법 효과를 과학적으로 증명하기 위해서 MCL연구소를 설립한 것을 알게 되어 대단히 기쁘게 생각합니다. 저도 수십 년 전부터 건강유지를 위해서 요료법을 실천하고 있으며 인도에서 이 요법을 오랫동안 보급했습니다.

요료법은 의사의 진단 없이 실천할 수 있습니다. 그리고 여러 가지 많은 난치병치료에 큰 효과가 있다는 것이 옛날부터 알려져 있습니다. 그러나 과학적인 데이터가 없기 때문에 많은 사람들이 쉽게 실천하지 못하는 것이 현실입니다. 그런 의미에서 의사와 과학자의 협력으로 요료법의 메커니즘을 해명하고 그 유용성을 입증하기 위하여 연구를 시작하게 된 것은 좋은 의의라 생각합니다.

현재 일본에서는 많은 사람들이 요료법을 실천하고 있다고 들었습니다. 미국이나 인도에도 그런 사람들이 많이 있습니다. 이 요법의 안정성이나 유용성이 과학적으로 증명된다면 실천자들이 가슴 펴고 당당히 요료법을 실천할 수 있을 것입니다. 아울러 전 세계에 이 놀라운 요법이 보급되리라 확신합니다. 지금 아시아, 아프리카의 가난한 나라에서는 돈이나 의사가 필요 없는 요료법이 필요하기 때문입니다. MCL연구소의 노력으로 보급이 널리 퍼지게 된다면 사람들에게 크나큰 도움이 될 것입니다.

마지막으로 MCL연구소의 보다 더 큰 발전을 기원하며 하루 속히 좋은 결과가 나오기를 기대하고 있습니다.

1992년 3월 17일 모라르지 데사이

일본 오줌 한 방울로 암 진단 검사 발표, 검사비는 1천 엔~9천 엔 검토 중

후각 뛰어난 선충 소변 냄새로 암 환자 구별

출처 : 2015년 3월 28일 YTN뉴스 보도

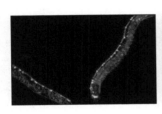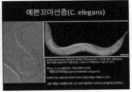

〈선충을 이용하여 암 조기 진단 연구가 진행 중인 일본〉

일본에서 소변 냄새를 맡는 선충을 이용하여 암 조기 진단 연구가 진행되고 있습니다. 오줌을 이용하여 암 진단을 할 수 있으며 단돈 1천 엔을 내고 한 시간 만에 암 진단이 가능하다고 합니다. C.엘라강스로 불리는 몸길이 1mm의 선충은 크기는 작지만 사람보다 10만 배 뛰어난 후각을 갖고 있습니다. 암 환자의 오줌 한 방울을 떨어뜨린 다음 움직임을 관찰했더니 무리를 짓고 눈 깜짝할 사이에 오줌 주변으로 몰려듭니다. 암 환자의 특유의 오줌 냄새에 반응한 것입니다. 반면 건강한 사람의 오줌에는 전혀 반응하지 않습니다. 큐슈대학 후각 센서 연구개발센터의 히로츠 다카아키 교수에 의하면 "연령에 관계없이 조기암을 발견할 수 있습니다. 젊은 층과 여성 관련 암을 주 대상으로 하고 있습니다."라고 발표했습니다.

선충을 이용한 연구결과 암환자 발견 비율은 95.8%로 혈액을 채취하는 종양 마커 검사보다 정확도가 3배 가까이 높았습니다. 판별할 수 있는 암 종류도 식도암과 폐암, 췌장암 등 9종류에 달합니다. 1회 검사에 드는 비용은 1천 엔 정도로 1시간 반 정도면 암 유무를 진단할 수 있습니다. 일본 큐슈대학 연구팀은 미국 학술지 플로스원에 연구 결과를 발표하고 히타치 제작소와 함께 진단장비 개발에 착수했습니다. 현재 암 검사는 내시경처럼 아프고 시간이 많이 걸리고 비용도 많이 들지만 소변으로 하는 검사는 간단하며 저렴한 비용으로 10가지 암 검사를 한 번에 할 수 있습니다. 이 검사방법은 빠르면 오는 2019년 말까지 실용화를 목표로 하고 있습니다. 이제 건강검진 때 채취하는 소변만 가지고도 싸고 간편한 암 검사가 가능해지면 이로 인한 시간과 비용 부담도 크게 줄어들 것으로 기대됩니다. 의학기술뿐만 아니라 어떠한 기술도 끝없이 발전해 나가는 세상에서 우리의 수명이 얼마나 늘어날지 기대됩니다.

2018년 5월 18일 연합뉴스 이대호 기자의 기사에 의하면 신재영 투수가 요료법으로 물집을 치료하는 이야기가 나옵니다.

물집에 소변까지 바르는 투수 신재영 "처음엔 찜찜했죠"

물집 때문에 마운드 내려가기 일쑤… 시즌 후에는 수술까지 고려

2018년 5월 18일 연합뉴스 이대호 기자의 기사에 의하면 신재영 투수가 요료법으로 물집을 치료하는 이야기가 나옵니다.

넥센 히어로즈 신재영 선수는 2016년 15승과 함께 신인상을 받으며 '신데렐라' 로 떠올랐던 잠수함 투수입니다. 요즘 신재영 선수는 한창 좋았을 때 구위를 되찾지 못하고 있는데 원인 가운데 가장 큰 부분을 차지하는 것은 손가락 물집입니다.

투수는 야구공을 손끝으로 거치게 잡아채면서 던지는 데 투수에게 손가락 물집은 흔히 발생하는 직업병이나 다름없다고 합니다. 그러나 사람에 따라서 정도의 차이가 있는데 신재영 선수는 물집이 쉽게, 자주 잡혀 상승세를 탈만 하면 손가락에 문제가 발생하곤 했습니다.

신재영 선수는 요료법으로 손을 치료할 때 "처음에는 찜찜

했는데, 최근에도 계속해서 하고 있다. 물집이 생긴 뒤 손가락이 아무는 데 도움이 되는 것 같다. 로저스나 제이크 모두 소변을 써 보라고 권한다"고 말했습니다.

미국의 야구선수 중에는 외야수로 활약한 알루가 요료법으로 손을 보호하고 치료했습니다. 손을 보호하는 장갑을 끼지 않고 맨손으로 야구방망이를 잡고 공을 치는 프로야구 선수들은 극히 드물다고 알려져 있는데 알루는 장갑을 쓰지 않고 타격을 하는 몇 안 되는 야구 선수 중 한 명으로 유명합니다.

메이저리그 야구선수인 알루(Alou)는 외야수(外野手: outfielder)로 1990년부터 2008년 뉴욕 메츠에서 은퇴할 때까지 332개의 홈런을 쳤으며 타율은 3할 3리로 올스타(All-Star)상을 6차례나 받았습니다. 1997년에는 월드 시리즈 챔피언에도 올랐습니다.

알루는 장갑을 끼지 않고 경기를 하기 때문에 야구 경기 시즌 중에는 손바닥과 손가락의 통증이 가시지 않는다고 합니다. 또한 부상을 당하기도 쉽기 때문에 손을 보호하기 위해 항상 자기 오줌으로 손을 씻어 주거나 오줌을 받아서 손을 담근다고 합니다. 오줌으로 손을 씻어 주면 손놀림이 부드러워짐과 동시에 손에서 힘이 난다고 알루는 밝혔습니다.

건강신문

제 659 · 660 호   요료건강법   2004년 12월 5일(일요일) 【19】

88세 노 교육자 요요법으로 건강되찾아

한국MCL연구회서 중병이긴 체험담 발표
극심한 명현반응 극복하니 온갖병이 사라져

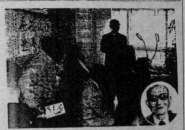

▲ 김갑씨가 요요법으로 건강을 되찾은 자신의 체험담을 설명하고 있다. (원내 김갑씨)

경북 교육청 교육장이자 존경고 살 앉고해서 지자시가는 한 동을 88세의 한 노 교육자가 요요법으로 중병을 이겨내고 건강을 되찾은 사실을 증언, 기적의 요요법 효과가 또 한번 세상에 널리 알려지게 됐다.

88세의 김갑씨는 최근 경기도 전원에서 열리는 한국 MCL연구회(회장 김정희) 정례모임에 참석, 자신의 요요 법 체험담을 공개적으로 밝혔으며 자신에게 정말로 이기고 건강을 되찾을 수 있도록 인연이 된 한 한국MCL 연구회 김정희 회장에게 감사한다고 밝혔다.

이날 월례회에서 김씨는 "3년 전까지만 해도 과식, 과면, 과분 등으로 건강에 이상이 없었으나 3년 전 갑자 등 위장 계통의 이상으로 서울 사람들 대학병원에서 정밀 검사결과 위와 소장부근에 큰 혹이 발견돼 재차 수술 후 혹의 길이 길이 10m 정도 됐었다"고 말했다.

그런데 "수술 후 3년 만인 지난 7월 또 다시 심상한 검사에 보니 수

을 열거리에 또 혹이 생겼다는 진단 을 받았다"고 말했다.

병원측에서는 다시 재수술을 권했으 나 김씨는 재수술을 하지 않기로 결 정하고 요요법을 시작했다고 한다.

요요법을 실천하기로 결심하게 된 것은 MCL연구회와 김정희 회장과의 책(건강신문사 출판)을 통한 인연 때 문이었다고 말한다.

요료 실천 후 명현반응으로 열이 심하고 같이 붓고, 온 설사도 더 심해 져서 처음에는 겁이 나더라고 설명한다.

"아! 그대로 죽는 일일지도 구토 도 엄청 심했는데 구토 후 란 혼수상 태로 몸이 틀려지도, 설사도 한 달동 이나 심하게 됐고,

그러도 경이어 3개월짜도 실천했더 니 어느 날 몸이 시원하게 나왔어요. 아마 숙변이었던 모양인데 그것이 하 지나 그렇게 이렇다는지요.

그 후 3~4개월 더 실천하니 이 나 이에 기적이 다시 살아났던 것 같다. 그들이 사실 안색도 좋지 않고 너무

몸이고 우울증도 심했었는데 그것이 하루아침에 싹 변화이 진거시 열마나 신기한지요.

병들고 늘어가면서 과거의 화려했던 시절을 생각하면 무척 우울했었는데 오줌을 마시고 부터는 힘이 다시 솟 았어요. 검은 머리도 다시 나니 얼마 나 골든겠어. 너무 감격스럽더라구.

한국 음악애호회에서도 오줌은 마시면서 시작해 시도 짓고 멀리도 할 수 있게 됐지"

김씨는 이날 자신의 체험을 밝힌 후 아직도 청년같은 몸으로서 가족 "기다리는 마음"을 맹동하였다며 한국 MCL연구회의 김정희 회장에게 거듭 감사하다고 밝히면서 자신의 진정 굳세 한 편을 기증했다.

이와함께 요요법을 세상에 널리 알 리고 보급하는데 앞장서겠다고 말했다.

[윤승선 기자]

국제

경향신문   1996년 2월 25일   일요일

'자기오줌은 만병통치藥'

「생명수재단」印지부주최 국제회의

후천성 면역결핍증(AIDS)을 포함 한 많은 치명적 질병을 사람이 아무 런 금전적 부담없이 자신의 오줌만으 로 치료치료될 수 있다는 오줌요법 에 관한 세계 최초의 국제회의가 17 개국 과학자·의사 약 600명이 참석 한 가운데 23일 인도 고아州에서 열려 개최됐다.

「生命水재단」 인도지부가 주최한 3 일간의 이 회의에선 5,000년본부터 도르라에서 경의를 표했는데, 그중 99세의 나이로 고아에 별세했다. 여 러 수 사를 마일스도 오줌이 그의 건강을 향상시키고 있다고 다짐하고 있다.

이 요법을 권유하고 있는 의사들은 오줌이 심장병에서 암에 어린가지의 다양한 질병까지 치료할 수 있는 올 르몬과 각종 효소, 비타민, 미네랄이 들어 있다고 주장하고 있다.

영국인 J W 알스트롱은 1941년 『생명의 물』이라는 저서에서 오줌요 법으로 6주만에 자신의 방광병을 고 쳤고 그후 과자, 암, 폐결핵, 심장병 등을 치유했다고 주장했다.

가장 널리 권장되는 오줌요법은 정부 량의 이를 마실을 채취해 아침에 먹 는 것이다. 이를 실천자들은 우선 갓 눈 오줌으로 전신마사지 해보가 좋다 고 말했다.

심장병·암 등 치명적 질병에 효험

99세까지 산 印총리도 매일 한잔

진짜 오줌요법의 신봉자들이 출 시작하고 있다는 세계의 많은 곳에서는 이 요법을 금기시되고 있다.

이 책의 포스터는 유리 컵에 오줌 을 나고 있는 어린 소년을 묘사하고 있고 LED스는 인도某군 박역체득은 『현재 나는 이들 이상한 건강법과 고 활력법으로 이 오줌이 13세 나 아내에게 엄청난 힘과 스태미나를 가져 다 주고 있다』고 말했다.

印의 장섬지를은 매일 자신의 오줌 한잔을 마시는 사실을 밝혀 세상을 놀라게 했던 걸부르잔지 네사야 인도

동아일보

제25103호   2002년 4월 6일

'오줌 요법' 공방

한의사 한형희씨 책펴내
"당뇨 고철압 뇌중풍에 효과"
한의학계 긍정적 평가

비뇨기과 의사들
"노폐물 불과·비효율적"

현지 한의사가 손 '기혈을 일으 키는 오줌요법'이란 책 때문에 동 의학계와 양의학계의 '오줌 공방' 이 벌어지고 있다.

원광대 한의대 출신 한의사 한 형희씨(아침한의원 원장)는 환 자가 자신의 오줌을 마시면 당뇨 고혈압 같은 건강병 뇌중풍 등을 예방하 거나 고칠 수 있다는 책을 이론편과 사례편으로 나뉘 얼마 전 출간됐다.

특히 사례에는 K대 화대 신경 외과 L교수, 한국과학기술연구원 (KIST) M박사, 서울의 명문여대 K교수, H대의 사회과학대학교 S교 수, 경기 화성시의 K목사 등 각계 지도급 인사의 이름과 사례가 실려 있다.

오줌요법에 대한 언급은 동의보 감에도 있고 일본에서 상당히 연구 가 진행됐다. 현대의학에서도 오 줌에서 추출한 성분을 이용해 항응 고제와 혈전용해제로 쓰이는 유로 키나제, 건강표 치료전인 백그 란토린 등의 약품을 만들어내고 있 다.

국내에서도 삼풍백화점 붕괴 사고 때 매몰자가 오줌을 마시고 버티 다 살아나 화제에 오르기도 했다.

오줌요법에 대해 한의학계는 대 체로 긍정적 평가를 내린다. 현증 의 전 경희대한의대(현대한의원 원장)은 "각종 문헌에 오줌요법 효능에 대한 기록이 있는 만큼 동 의학 이론 가운데 하나로 볼 수도 있다"면서 "무조건 양의의 이론이 라고 부인할 수는 없다"고 말했다.

그러나 서양의학을 전공한 비뇨 기과 전문의들은 부정적이다. 이유

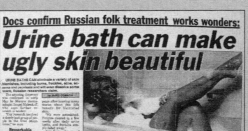

Docs confirm Russian folk treatment works wonders:
Urine bath can make ugly skin beautiful

URINE BATHS CAN eliminate a variety of skin blemishes, including burns, freckles, acne, eczema and psoriasis and will even dissolve some scars, Russian researchers claim.

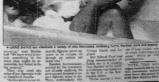

* URINE BATHS can eliminate a variety of skin blemishes, including burns, freckles, scars and eczema

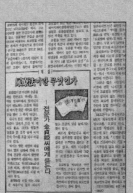

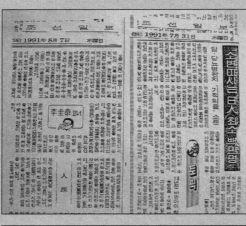

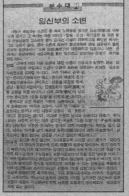

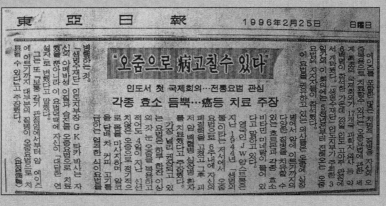

'오줌으로 病고칠수 있다'

인도서 첫 국제회의…전통요법 관심
각종 효소 듬뿍…癌등 치료 주장

116

Chapter 4

요료법 체험담

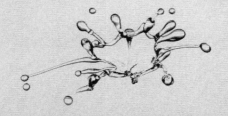

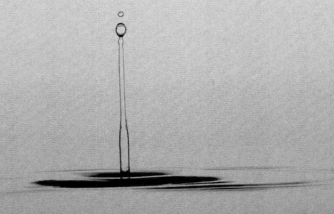

국내 체험담

요료법 30년을 회고하며 적극 권유하는 정진완님

저는 30년째 요료법을 하고 있습니다. 제가 지금까지 변함없이 요료법을 하고 있는 가장 큰 이유는 확실히 효과가 있기 때문입니다. 특히 현대의학으로 치료되지 않고 고질병처럼 힘들게 했던 신경성 위장병이 나았습니다. 이제는 예방차원에서 오줌을 마시고 있고 생이 다하는 날까지 마실 것입니다.

두 번째는 복용방법이 간편하고 쉽기 때문입니다. 병의 종류에 상관없이 열심히 마시기만 하면 됩니다.

세 번째는 원료(요)가 고갈되지 않기 때문입니다. 빈부격차에 따라 양이 다르지 않고 마음만 먹으면 언제든지 할 수 있습니다. 만약 효과가 없고 복용방법이 복잡하며 병증에 따라 복용방법이 다르다면, 게다가 구하기도 어렵다면 어떻게 30여 년을 할 수 있겠습니까? 양방과 한방에서 요료법의 효과에 대해 찬반논의가 있지만, 모두가 동의하는 부분은 오줌이 해롭지 않다는 것입니다. 만일 오줌이 해롭다면 저는 벌써 오줌중독이 되어서 병원에 있거나 죽었을 것입니다.

요료법을 하다 보면 호전반응이 일어나 심한 설사를 하거나 아팠던 곳이 더 아플 수도 있습니다. 이것은 좋은 현상으로 염려할 것 없이 요료법을 이어나가야 합니다. 호전반응은 개인에 따라 언제 어떻게 일어나는지가 다릅니다. 어떤 분은 2~3일 만에 나타나는가 하면, 2~3개월 후에 나타나는 분도 있습니다. 이럴 때는 놀라지 말고 요료법을 1~6년 이상 하고 있는 분들에게 자문을 구해야 합니다. 왜냐하면 많은 사람들이 오줌을 대변과 같이 더럽게 여겨 마셔서는 안 되는 것으로 알고 있습니다. 그래서 일반 편견으로 판단하여서 모처럼 시작한 요료법을 중단하는 분들이 있습니다.

또 중요한 것은 요료법 모임이나 각종행사에 자주 참여하여 관련된 최신정보와 서로의 경험담을 나누는 것이 중요합니다. 얼마 전에는 오줌에 줄기세포가 들어 있다는 정보를 김정희 회장님을 통해 알게 되었습니다.

지금으로부터 30년 전, 내 병은 고칠 수 없겠거니 운명으로 받아들이며 살았던 적이 있었습니다. 병원, 약국, 한의원, 대체의학 등을 다니면서 처방을 해준 대로 치료를 해보았지만 아무

효과를 보지 못했습니다. 그러던 중 MCL지부 김정희 회장님의 『기적을 일으키는 요료법』 책을 우연히 읽고 도전을 받아 직접 지부에 찾아갔습니다. 그곳에서 김정희 회장님을 만나 뵙는 인연이 되어 각종모임과 행사에 참석하며 오늘에 이르렀습니다.

김 회장님은 한국 요료법의 산증인이십니다. 요료법을 하다가 알고 싶은 것이 있으면 직접 찾아뵙거나 전화를 하여 자문을 구하면 됩니다. 지금까지 옆에서 지켜봐 온 김 회장님은 30여 년 동안 주변의 도움도 없이 모임장소와 각종 자료들을 구입하거나 만들어 보급해 오고 계십니다. 앞으로도 MCL회원의 한 사람으로써 김 회장님의 건강과 하시는 모든 일들의 무궁한 발전과 영광이 있기를 두 손 모아 빕니다. 더욱이 한국MCL모임 200회를 진심으로 축하드립니다.

위장병이 치유되고 요료법 전도사가 된 홍진표님

요료법을 시작한 지 벌써 17년이 되었습니다. 오십대에 접어들면서 몸이 아프기 시작하더니, 특히 위장병으로 고생을 많이 했습니다. 병원에 가니 원인을 명확히 알 수가 없다며 내시경을 권유했습니다. 당시에 내시경은 제게 너무 부담스러웠고 그만큼 자세히 검사를 해야 할 정도면 심각한 문제일 수도 있겠다는 생각이 들었습니다. 한창 마음이 무겁던 중에 작은딸이 제게 요료법에 대한 책을 사다주었습니다. 오줌을 마신다는 것이 너무 낯

설었지만 책을 계속 읽어 보니 회복할 수 있겠다는 희망이 생겼습니다.

그렇게 2002년 10월 10일부터 요료법을 시작하게 되었습니다. 처음에는 아침에 소주잔으로 중간 오줌을 받아 사탕을 입에 넣고 마셨습니다. 이튿날부터는 큰 컵에 중간 오줌을 마시면서 약 복용을 중단했습니다. 매일 아침에 한 컵씩 꾸준히 마시니 어느 순간부터 두통과 만성피로가 사라졌습니다. 게다가 피부가 매끄럽게 좋아지는 것을 경험했습니다. 몇 달 후부터는 저를 괴롭혀 오던 위장병에 효과를 보기 시작했고 피곤하면 생기던 구내염과 치통이 나았으며 허리통증과 방광염까지 나았습니다. 뿐만 아니라 외용으로 외상과 화상에 오줌을 바르니 회복되기도 했습니다. 지금까지도 내시경이나 건강검진을 하지 않을 정도로 건강을 유지하고 있습니다.

제가 직접 오줌으로 병을 치유하고 건강을 회복하게 되니 주변사람들에게 전하지 않을 수가 없었습니다. 2005년 사촌오빠가 위암 초기로 힘들어 했을 때, 제 경험과 다른 사람들의 체험담을 들려주면서 요료법 책을 사주며 설득한 적이 있습니다. 다행히 오빠는 요료법을 실천했고 지금은 완전치유가 되어 건강을 되찾았습니다. 그리고 2011년에는 제가 다니던 교회의 40대 여성이 갑상선 암인데 너무 두려워서 수술을 받기 싫다 했습니다. 그분께도 요료법을 권하니 받아들여 깨끗하게 나았습니다. 또한

2017년에는 이웃친구인 70대 언니가 폐암 진단을 받았습니다. 남편분이 먼저 큰 컵에 오줌을 가득 받아 마시며 언니에게 설득하니 그날부터 내외가 모두 요료법을 시작하여 지금은 완전히 나았습니다.

이외에도 여러 사례들이 많지만 마무리하고, 우리 국민들 모두가 요료법을 접하여 건강하기를 바랍니다. 요료법은 자손대대로 영원하게 이어질 것이라 믿습니다.

췌장암 말기의 극심한 고통을 줄이고
편안한 형의 임종을 체험한 백현진님

2000년 3월 1일부터 요료법을 시작해서 벌써 18년이 넘었습니다. 제가 처음 요료법을 하게 된 동기는 하나밖에 없는 형의 갑작스런 췌장암 말기 진단 때문이었습니다.

포항제철에서 관리직으로 일하던 형은 술과 담배를 남들보다 일찍 시작했고, 체력이 좋았는데 갑자기 통증을 호소했습니다. 동네 의원에서 당뇨병이라 진단받고 당뇨약만 먹고 있었는데 점점 통증이 심해져서 종합검사를 받기 위해 서울 중구 백병원에 입원하게 되었습니다.

결과는 췌장암 말기로 3개월밖에 남지 않았다는 판정에 가족들은 오열을 감출 수 없었고 담당의사는 환자에게 하고 싶은 것 다하고, 먹고 싶은 것 다 먹으라고 했습니다. 의사로서 치료할 것이 없으니 퇴원하라고 했습니다. 통증이 올 때 진통제를 투여하는 방법 외에는 아무것도 할 수 없다고 했습니다. 또한 췌장암 특성상 점점 고통이 심해질 것이라고 했습니다.

청천병력 같은 진단을 받은 그날부터 형을 살리기 위해 전국 명의나 병원을 수소문하고 건강 전문서적들을 찾기 시작했습니다. 그러던 때 2000년 2월 28일 형수가 건넨 책이 일본 내과 전문의 나까오 료이치 박사님의 저서이고, 한국MCL연구회 김정희 회장님께서 번역한 『기적을 일으키는 요료법』이었습니다.

'오줌으로 병을 고친다' 는 것이 말이 된단 말인가?

조금은 망설여졌습니다. 하지만 시간을 지체할 수가 없어서 밤을 새워 정독하면서 다짐했습니다.

'그래! 형이 고통을 이겨낼 수 있고 살수만 있다면 내가 먼저 오줌을 마시리라!'

말기암 환자인 형의 오줌은 황달을 지나 흑색에 가깝고 고약한 냄새가 났습니다. 다음날 형에게 요료법 이야기를 했습니다. 형은 "나 참! 어차피 죽을 것 난 오줌은 먹지 않겠어. 이런 더러운 오줌을 나보고 마시라는 거야."라고 말했습니다.

저는 그 말이 떨어지기 무섭게 화장실로 달려가 오줌을 종이컵에 받아와서 형이 보는 앞에서 단숨에 마셔버렸습니다. 그리고 냄새나는 오줌이지만 형의 오줌까지 마시겠다고 말했습니다. 형은 저의 노력에 감동감화하여 저보다 하루 뒷날부터 요료법을 시작했습니다.

우리나라에서 처음으로 요료법을 전파하신 한국MCL연구회 김정희 회장님과 지금은 고인이 되신 김 회장님의 사부이신 이해영 총무님께서 형을 살리기 위해 댁에서 숙식제공을 해주시고, 오줌 마사지를 해주셨습니다. 참으로 평생 잊을 수 없는 정말 고맙고 고마우신 분입니다.

형은 3개월 선고를 받았지만 의사 선생님은 무슨 일인지 통증이 없다니 신기한 일이라고 했습니다. "금방 죽을 사람이 아니다. 대체 뭘 먹었느냐."고 물었습니다.

형은 요료법을 시작하면서부터 오로지 요료법에만 의존했는데 일주일이 지나면서부터 간간이 아프던 통증이 사라지니 "참 신기하다."며 "이것 봐! 검은 머리카락이 나고 아프지도 않으니 동생은 요료법으로 돈 벌면 부자되겠다." 하면서 병이 다 나은 사람처럼 천연덕스럽게 웃음을 보였습니다.

그리고 형은 아무 통증 없이 잠자듯 4개월 만인 6월 19일 숨을 거두었습니다. 형의 죽음은 안타깝지만 췌장암 말기 환자가 아프지 않고 숨을 거두었다는 것은 요료법 덕분이니 감사합니다.

형의 죽음을 체험하면서 저는 지금까지 요료법을 하고 있습니다. 아침에 2번, 기분 나쁠 때나 피곤할 때는 1번 정도 요료법을 실시하고 있습니다. 이제 요료법은 생활의 일부가 되었습니다. 저는 젊어서부터 술과 담배와 고기는 먹지 않는 습관이 있습니다. 단음식과 짠음식을 피하고 탄산음료도 마시지 않습니다.

당부하고 싶은 것은 요료법은 일반약처럼 생각하면 안 된다는 것입니다. 꾸준히 실천하다 보면 일주일, 한 달, 6개월, 1년, 아니 해를 거듭할수록 건강해지는 것을 스스로 느끼게 됩니다.

18년 동안 요료법을 실천하면서 느낀 변화는 첫째, 몸무게가 89kg에서 75kg가 되어 건강한 몸이 되었습니다. 둘째, 난시여서 30년 전부터 안경을 쓰지 않으면 눈이 아파서 운전을 못했는데 4년 전 안경을 벗었습니다. 셋째, 허기를 느끼면 참지 못해서 식사 시간이 지나면 짜증이 심했는데 이제는 조금만 먹어도 포만감이 느껴지고 배가 쉽게 고프지 않습니다. 넷째, 목소리를 쓰는 직업인으로 허스키 청음에서 탁음으로 변형되어 고민도 많았지만 이제는 음성이 돌아왔습니다. 누구도 흉내 낼 수 없는 허스키 청음으로 자신만의 특징 있는 목소리로 변한 것입니다. 다섯째, 요료법과 병행한 건강관리는 뭐니뭐니해도 섭생, 즉 먹는 것입니다. 평소 채소를 좋아하고 팥죽과 유기농 천연생초음료를 오랜 시간 즐겨 실천해 올 수 있었습니다. 여섯째, 요료법 건강관리를 위해 종종 문의하는 분들이 있습니다. 술과 담배를 하고 요료법을 하면 효과가 있냐고 물으면 요료법을 하지 말고 술과 담배를 먼저 끊으라고 말해 줍니다. 백해무익한 술과 담배를 먼저 끊고 요료법을 실천하면 건강에 많은 도움이 될 것입니다.

요료법은 만병통치약이 아닙니다. 평소 복용하고 있는 약이 있다면 약을 복용하면서 요료법을 병행해야 합니다. 요즘 세계 여러 나라에서 오줌을 통해 줄기세포 연구를 하고 있습니다. 오랫동안 요료법을 실천해 온 저는 효능 자체는 분명 대단할 것이라고 확신합니다.

올해 환갑이지만 피부나 얼굴이 10년은 젊어 보인다는 얘기를 많이 듣고 있으며, 항상 건강에 대한 자신감이 있습니다. 일찍 떠난 형을 생각하며 건강에 대한 소중함을 새삼 느끼게 되었습니다.

깊고 큰 상처에 새살이 돋아난 김낙준님

저는 젊어서부터 가끔 엉덩이에 종기가 나서 괴로움을 겪곤 했습니다. 종기가 많이 부어 있을 때는 앉기가 힘들지만 참다 보면 조금 잦아들어서 그럭저럭 지냈습니다. 그러다 몇 년 전에 종기가 너무 커지고 심해져서 결국 병원에 가서 제거 수술을 받기로 했습니다.

종기를 제거하는 아주 간단한 수술일거라 생각했는데 수술을 집도한 의사선생님도 깜짝 놀랄 만큼 뿌리가 깊고 컸다고 합니다. 결국 엉덩이에 깊은 구덩이가 생긴 것처럼 생살을 떼어내야 했습니다.

아픈 것은 말할 것도 없고, 수술 부위의 거즈를 교체하던 아내는 피고름으로 뒤덮인 상처가 너무 크고 깊어서 비명을 질렀습니다. 상처가 크고 깊기 때문에 제대로 회복될 수 있을지 의심스럽다고 했습니다.

상처 치료를 위해 연고를 바르려고 해도 한 튜브를 다 짜내어 발라 봤자 고름과 섞여버리기 때문에 어떻게 해야 할지 난감한 지경이 되었습니다. 그래서 요료법을 해보기로 했습니다.

커다란 솜뭉치에 오줌을 흠뻑 적신 후 움푹 파인 엉덩이 상처에 올려놓고 엎드려 누워 있었습니다. 몇 시간 후 상처의 거즈를 바꾸려던 아내가 깜짝 놀라며 말했습니다. 피고름이 꾸덕꾸덕 말라서 드디어 해결책이 보이는 것 같다고 했습니다. 다시 오줌을 흠뻑 적신 솜뭉치를 올려놓길 여러 번 반복했습니다.

아내는 솜뭉치를 바꿀 때마다 새살이 돋는 것이 눈에 보이는 것 같다며 놀라워했습니다. 이틀이 지나자 일상생활을 할 수 있었고, 놀랄 만큼 빠른 속도로 새살이 돋아났습니다. 정말 놀라운 요료법의 효과를 경험했습니다.

원인 모를 귓속 통증과 개가 할퀸 상처를 치료한 이기란님

두 달 전쯤 왼쪽 귓속에 원인을 알 수 없는 통증을 느끼게 되었습니다. 통증은 며칠 만에 귀 주위 전체로 퍼졌습니다. 잠을 잘 때는 왼쪽으로 머리를 돌릴 수도 없었고 이마부터 턱 아래 목까지 심한 통증을 느끼게 되었습니다. 병원에 갔지만 귓속이나 귀 주위에서 아무런 이상을 발견할 수 없다며 의사도 좀 더 지켜보라고만 했습니다.

결국 귀 전문 병원에 예약을 했습니다. 검진할 날을 기다리면서 예전부터 알고 있었던 요료법을 해보기로 했습니다. '오줌도 액체인데 혹시 중이염이 되는 것은 아닐까?' 라는 걱정이 앞섰지만 통증이 심해져서 참을 수 없었습니다. 스포이드에 오줌을 조금 넣고 귀에 몇 방울 떨어뜨려 잘 들어가도록 오른쪽으로 누워 잤습니다.

다음날 아침이 되자 통증이 훨씬 덜하다는 것을 느끼고는 신기해서 하루에 몇 번씩 요료법을 했습니다. 그 다음날은 놀랄 정도로 통증이 없어져서 예약을 취소하고 계속 요료법을 했습니다. 3일째 되는 날은 귀 주변의 통증은 전혀 없고 귓속에만 약간 통증이 남아 있었습니다.

귀 안을 자세히 들여다본 남편이 귀 안쪽에 약간 부풀어 오른 뾰루지 같은 게 있다고 말해 주었습니다. 계속 요료법을 실시하여 삼일 만에 여드름에서 노란 기름이 조금 나왔고 통증은 완전히 사라졌습니다. 정말 놀라운 체험이었습니다.

요료법으로 귓속 통증이 치료되는 경험을 한 나는 집에서 기르는 1년 된 레브라도 리트리버 반려견이 다리를 할퀴어 난 상처에도 요료법을 시도하였습니다. 레브라도 리트리버는 성격이

괄괄한 수놈이어서 식구들이 외출했다 돌아오면 반갑다고 펄쩍 펄쩍 뛰며 달려듭니다.

얼마 전 외출을 하고 집으로 돌아오자 반갑다고 달려드는 녀석에게 다리를 할퀴게 된 것입니다. 며칠 동안 연고를 발랐지만 나을 기미는 보이지 않고 곪아가는 듯이 욱신욱신 쑤시기 시작했습니다.

병원에 갔더니 파상풍 주사를 맞고 광견병 검사도 받아야 한다고 했습니다. 파상풍 주사를 맞으면 여러 가지 부작용들이 나타날 수 있다는 말을 듣고 무서워서 일단 집으로 돌아와 요료법을 하기로 마음먹었습니다.

먼저 오줌에 적신 솜을 상처에 대고 붕대로 묶어놓았습니다. 다음날 쑤시던 아픔이 사라졌기 때문에 자신감이 생겨서 계속 새 오줌으로 바꿔서 치료했습니다. 며칠 후엔 검은 딱지가 앉아서 요료법을 중지하고 그냥 두었습니다. 그렇게 시간이 흐르자 딱지도 떨어지고 완전히 깨끗한 다리가 되었습니다.

요료법은 정말 간단하고 쉬운 치료방법이라는 생각에 감사하지 않을 수 없었습니다. 돈도 안 들고, 검사나 주사나 치료나 부작용도 없이 깨끗하게 나은 것은 요료법 덕분입니다. 정말 요료법을 알고 있었다는 사실에 감사합니다. 어떤 상처라도 쉽게 나을 수 있을 거라는 자신감이 생깁니다.

요료법으로 뇌암을 고친 강성웅 서기

1989년도, 원인 모르게 머리가 아프기 시작했습니다. 두통약을 복용하였으나 가라앉지 않았습니다. 큰 병원에 가서 진찰을 받아보니, 저의 병명은 '까베사 깐셀(CABESA CANSEL)' 즉 뇌암이었습니다. 더 기가 막힌 사실은, 생명에 지장을 주기 때문에 수술할 수가 없다는 것이었습니다. 그래서 레이저 치료와 물리 치료를 받기 시작했습니다. 날이 갈수록 더해지는 두통을 감당하기 어려웠고 생명에 대한 애착마저 잃었습니다. 고통스러운 통원 치료 중 안면이 있는 중국계 친구가 잘 아는 한의사가 있다며 소개시켜 주었습니다.

그 한의사는 제게 이 병을 고칠 수 있는 치료법이 있는데 시키는 대로 실행하겠느냐고 물었습니다. 그러면서 오줌을 아침저녁으로 컵에 받아 마시라고 하였습니다. 저는 뜻밖의 처방을 듣고 아연실색했습니다. 그러나 한의사의 태도가 너무 진지해서, 이내 "밑져야 본전"이라는 생각으로 그렇게 하겠다고 약속했습니다. 그리고 집으로 돌아오는 길에 제 오줌을 마셨습니다. 순간 역한 냄새가 나면서 토했습니다. 마신 것은 오줌 한 컵인데 토해낸 양은 다섯 컵도 넘는 것 같았으며, 나중에는 노란 위액이 올라오는데 그 고통은 두통보다 더했습니다.

다시 한의사를 만나 고통스러워 도저히 마실 수 없었다고 위액까지 토했던 일을 말하자, 그분은 "오늘 집에 돌아가거든 오줌에다 얼음을 넣든지, 아니면 뚜껑을 덮어 냉장고에 넣었다가 마

셔 보세요." 하고 마시는 방법을 가르쳐 주었습니다. 그렇게 한
의사가 시키는 대로 오줌에 얼음을 넣어 마셨더니 토하지 않고
느낌도 괜찮았습니다. 아침·저녁은 말할 것도 없고 목이 마를
때마다 오줌을 받아 마시기를 1년 8개월 동안 계속했습니다. 그
러자 주변사람들이 제 안색이 건강해진 것을 알게 되었고, 제 스
스로도 그동안 통증이 없어진 것을 확인했습니다.

2년 전 진단을 받은 큰 병원에 다시 찾아가 보았습니다. 놀랍
게도 예전에 찍은 사진과 새로 찍은 사진을 비교해 보면서 암이
없어졌다는 결과를 받았습니다. 의사가 무척 의아해 해서 저는 1
년 8개월 동안 오줌을 마신 일을 자세히 들려주었습니다. 의사
들은 거짓말 같은 사실에 굉장히 놀라워했습니다.

오줌으로 류머티즘을 치료한 5세 수겸이

제가 수겸이 엄마를 이웃으로 알게 된 것은 지난 92년 4월 어
느 날이었습니다. 수겸이는 5세인 남자아이였는데 어울리지 않
게 유모차를 타고 다녔고 잘 움직이지 않았습니다. 자세히 관찰
하니 다리를 많이 절었습니다.

수겸이는 문턱에 걸려 넘어지면서 아프기 시작했습니다. 병원
에서 X-Ray 촬영과 피검사를 하여 류머티스 관절염 진단을 받
았고 한 달간 통원 치료를 했습니다. 그러나 전혀 차도가 없었습
니다. 무릎은 부어오르고 열이 나며 굽히지도 펴지도 못했습니

다. 결국 수겸이는 세브란스 병원으로 옮겨졌고 한 달간 추를 달
고 입원했습니다. 여러 가지 정밀검사를 했으나 무릎관절에 물
이차고 염증이 있어서 세균성 류머티스 관절염으로 병명이 정해
졌을 뿐이었습니다. 의사들도 별다른 치료법이 없다며 방사선
검사와 피검사, 뜨거운 물찜질과 아스피린이나 항생제 복용으로
시일을 끌었습니다. 수겸이 엄마는 밤마다 아파 울며 잠도 못자
고 걷지도 못하는 어린아이 때문에 늘 눈물을 글썽였습니다.

　그런 모습을 보기 안타까워 저는 류머티즘을 치료한 제 경험
을 들려주며 요료법을 권했습니다. 수겸이 엄마는 요료법을 1~
2일을 시도해 보았으나 남편의 반대와 어린애한테 어떻게 그런
것을 먹이나 하는 생각에서 포기했습니다. 그 후로도 수겸이는
다리를 절고 주로 앉아 있는 소극적이고 아픈 아이가 되었습니
다. 아픈 수겸이를 포기할 수 없어서 기도원 치료도 받고 개인병
원에서 계속 물리치료도 받고 3개월간 밤마다 부목을 대고 찜질
을 하며 모든 정성을 다 기울였습니다. 8월쯤에 만났던 수겸이
엄마는 울먹이며 아이의 병을 걱정했지만 역시 요료법을 시작하
지는 못하고 있었습니다. 저의 설명 백번보다 여러 사람의 경험
담과 과학적 설명이 자세히 쓰여 있는 책을 한번 읽는 것이 낫다
는 생각으로 『요료법』 책 한 권을 선물했습니다. 그러고는 며칠
후부터 수겸이가 매일 아침 요료법을 아빠 몰래 하고 있다는 소
식을 들었습니다. 나는 이제야 '수겸이가 낫게 되었구나' 하는

안도감을 느꼈고 수겸이의 다리가 놀랄 만큼 호전되는 것을 볼 수 있었습니다. 한 달쯤 후에는 수겸이 아빠가 회사에서 잡지를 보고 와서는 요료법을 권한다고 했습니다. 그래서 이제는 비밀이 아니라 공개적으로 요료법을 한다고 합니다. 수겸이는 매일 아침 반 컵의 오줌을 요구르트와 섞어 먹는 것 외에 더 이상 아무 약도 먹지 않게 되었습니다.

그 후 세브란스 병원에 당당히 걸어가 검사를 하니 염증이 깨끗이 나았다는 소견을 들었습니다. 아이는 이제 지나칠 만큼 뛰어 다니며 놀고, 하루 2번씩 지쳐서 낮잠을 자던 아이가 이젠 저녁까지 친구를 찾아다니며 논다고 합니다. 요료법을 시작한 지 3개월쯤 되어 손가락 10개가 모두 빨갛게 벗겨지는 습진이 1주일쯤 계속되었는데, 수겸이 엄마는 호전반응이라 믿고 오히려 기뻐했습니다. 저는 이런 수겸이 엄마의 확신과 믿음에 놀라웠습니다. 이제 수겸이 엄마는 저보다 더 열심히 요료법을 권하는 따뜻한 아줌마가 되었습니다. 우리는 만나기만 하면 수겸이가 요료법 덕택에 감기도 걸리지 않고 키도 또래들보다 더 많이 자란 것에 대해 즐거운 대화를 나눕니다. 오줌 속의 성장호르몬 덕분임에 틀림없을 것이라 생각합니다.

요료법으로 만성위염을 고친 한경희님

비가 장대처럼 퍼붓던 장마철의 어느 날, 요료법으로 만성위염을 고쳤다는 한경희 씨를 방문했습니다. 시원스런 빗줄기에 씻겨 내린 나뭇잎들이 한결 더 푸르름을 뽐내고 있는 정원을 지나, 깔끔한 집안으로 들어섰을 때 수건을 건네주며 반갑게 맞아주시던 한경희 씨. 눈에 띄게 반짝거리는 고운 얼굴이 16세 된 딸을 둔 엄마로는 도저히 믿어지지 않는 모습이었습니다.

필기구를 미처 챙기기도 전에 요료법 효과를 자랑하느라 여념이 없어서 제가 어떤 질문을 할 필요도 여유도 없이 듣기만 하다 돌아온 인터뷰가 되고 말았습니다.

한경희 씨는 여고시절부터 위 기능이 몹시 약해 항상 소화가 안 되고 속이 쓰리며 물이 찬 듯 배에서 꿀렁거리는 소리가 난다고 했습니다. 결혼 후에는 증세가 더 악화되어서 빈혈과 냉증까지 심해진데다 점점 피부도 거칠어져서 흰 각질이 일어날 정도였고 이마는 기미로 가득했습니다.

유명하다는 내과는 다 찾아다니며 약을 먹고 치료를 받았지만 '위산이 많이 나오는 만성 위염' 이어서 완치가 불가능하다는 진단을 받았습니다. 매년 여름철이면 체중이 3~4kg이나 줄었고 내시경 검사는 연중행사가 되었습니다. 해가 가고 나이가 들수록, 또 주위에서 암으로 쓰러지는 사람들이 늘어날수록, 자신도 위암에 걸리는 것이 아닐까 하는 두려움이 엄습해 오기 시작했습니다. 이런 상황이다 보니, 몸에 좋다는 것은 무엇이든 찾게 되었고, 92년 4월 19일, 알로에 배달 아줌마를 통해 요료법을 소개 받았다고 합니다.

이 날짜를 여러 번 언급하는 걸 보아 한경희 씨는 이 날을 매우 감격적인 날로 소중하게 기억하고 있는 듯했습니다. 한경희 씨는 김정희 선생님이 쓴 『요료법』 책 한 권을 빌려서 읽자마자, 요료법에 매달리기로 결심하고, 그 이후 오늘날까지 단 하루도 거르지 않았다는 것은 정말 놀라운 일이 아닐 수 없었습니다.

저 스스로가 여자이며 요료법 실천자로서 매달 생리 중에도 빠지지 않고 요료법을 한다는 것이 얼마나 어려운 일인지 잘 알고 있기 때문입니다. 처음엔 200cc씩 주스나 요구르트에 타서 마시다가, 소화에 부담이 되는 듯하여 1주일 후부터는 첨가물을 빼고 순수한 오줌만을 마시기 시작했습니다.

요료법을 하기 위해 예쁜 유리컵도 사고 양도 300에서 400cc까지 늘렸습니다. 한 달이 지나자 위통과 속쓰림이 거짓말처럼 사라졌습니다. 요료법의 효과가 놀랍고 감사하여, 요료법에 대한 책을 모조리 사서 읽고 주위 사람들에게도 권하기 시작했습니다. 93년도에 들어서자 46kg이던 체중은 52kg까지 늘었습니다. 그리고 모두가 부러워할 만큼 매끈한 피부를 갖게 되었다고 너무나 기뻐했습니다. 저도 직접 보고 들으면서도 믿기 어려울 정도였습니다.

커피나 냉면도 올해 들어서 처음으로 먹기 시작했다는 한경희 씨, 요즘은 하루 두세 잔 정도의 커피와 비빔냉면을 너무나 맛있게 즐기고 있다고 합니다.

작년 여름, 한경희 씨는 요료법을 시작한 지 4개월 만에 연례행사처럼 습관화되어 온 내시경 검사를 받았습니다. "위산이 많이 줄었다"며 의사가 놀라워했습니다. 금년 들어서는 위나 소화에 신경 쓸 일이 전혀 없어서 내시경 검사도 자신 있게 생략해 버렸습니다. 결국 요료법 시작한 지 1년 3개월 만에 위염을 비롯한 빈혈, 냉증, 기미 등의 모든 증상이 깨끗이 치료된 것이었습니다.

그러나 이렇게 완전한 건강을 찾기까지는 여러 가지 호전반응을 견뎌내는 인내가 필요했습니다. 우선 요료법을 시작한 지 며칠 후부터 오른쪽 종아리가 쑤시는 통증이 약 한 달이나 계속되었습니다. 그러다 통증이 거짓말처럼 없어지고 몇 달 동안 위염증세가 아주 호전되는가 싶더니, 다시 한 달은 소화도 다시 나빠지고 설사가 시작되었습니다. 이럴 때마다 MCL한국지부에 수없이 전화하여 김정희 선생님과의 상담을 통하여 확신과 용기를 얻었습니다. 그리고 직접 빨간 밑줄을 쳐 두었던 요료법 책을 다시 들추어보며, 요료법에 대한 신념을 다지곤 했습니다.

오줌에 단백이 많이 빠져서 발육에 지장이 있던 딸에게도 요료법을 시켰습니다. 그랬더니 딸의 성격이 밝아지고 건강해지는 놀라운 경험을 했습니다. 이제 한경희 씨는 요료법의 효과에 대해 강력한 확신이 섰습니다. 그래서 평생 하루도 거르지 않고 요료법을 할 것이라고 강조했습니다.

그동안 만나는 사람마다 요료법이 좋다고 입소문을 냈다는데, 어떤 사람은 미친 사람 취급을 하기도 해서 이제는 절친한 사이 아니면 절대 소개를 하지 않는다고 합니다.

시력 검사차 종합병원에 들렀을 때, 너무나 많은 사람들이 갖가지 질병에 시달리고 있는 것을 보며 요료법을 모르는 그 사람들이 무척 애석하더라는 한경희 씨. 그를 인터뷰하면서 정말 이렇게 돈 안 들고 간단하며 놀라운 효과가 있는 요료법을 너무나 많은 사람들이 모르고 있다는 사실이 안타깝고, 듣고도 믿지 않는 사람들과 효과를 보고서도 모른 체해야 하는 우리의 현실들이 너무나 가슴 아팠습니다.

마지막으로 하고 싶은 이야기는 없냐고 물었을 때 한경희 씨는, "어려운 호전반응을 이겨내는 노력이 필요하고, 식사조절로 양질의 오줌을 만들어 더욱 쉽게 마실 수 있도록 하는 것도 중요합니다."라는 말을 잊지 않았습니다.

이제 그 어떤 나쁜 병도 자기만을 비켜갈 것이라는 확신이 선다는 한경희 씨. 두 시간 동안의 인터뷰를 계속 웃는 얼굴로 신이 나서 응해 주시는 비결도 역시 요료법 덕이 아닌가 싶었습니다.

요료법으로 과민성대장염을 고친 김인숙님

저는 47세의 직장여성입니다. 선천적으로 건강하지 못한 체질을 타고 났기 때문에 40이 넘는 세월을 항상 골골거리며 살았습니다. 20분 거리의 시장만 다녀와도 한잠씩 자고 나야 피로가 풀리곤 했지요.

게다가 5년 전부터는 극심한 대장염과 심한 우울증에 고생이 많았습니다. 매일 밤 반복되는 대장의 심한 고통에 잠을 못 이루고 밤을 홀딱 새우기 일쑤였습니다. 몇 달을 견디다가 참을 수 없을 정도로 너무 아파 병원진찰을 받았고, 검사결과 선천성 과민성대장염이란 진단이 나왔습니다. 대장 길이가 남보다 유독 길어서 죽을 때까지 약을 복용해야 된다는 처방이 내렸습니다. 약을 먹다 끊으면 변비와 고통이 재발되기 때문에 의사의 말대로 죽을 때까지 약을 먹어야 했습니다.

그러다가 우연한 기회에 김정희 선생님이 쓰신 『요료법』 책을 보게 되었습니다. 몇 장밖에 읽지 못했지만 저는 책의 내용에 끌려 그날 저녁부터 주저하지 않고 요료법을 시작했습니다.

첫 잔에 욕심을 내서 200ml 정도를 마셨는데 밤새도록 입과 코에서 오줌냄새가 나니 잠을 청하기 어려울 정도였습니다. 그러나 오줌을 명약으로 생각하며 포기하지 않고 계속 마셨습니다. 그날로 병원에서 처방받은 약은 쓰레기통에 버렸습니다. 물론 횟수와 양은 조절하면서 마셨습니다. 중간에 호전반응(졸음과 피곤함)도 유난히 심해서 이를 극복하느라 애썼습니다.

요료법을 시작한 지 약 3개월이 지나니까 주기적으로 찾아오던 대장염 통증이 이제는 완전히 사라졌습니다. 우울증과 변비 등 건강이 예전엔 상상하지 못할 만큼 좋아져 지금은 매주 등산을 합니다.

20분 거리를 걸어도 피곤해 하던 제가 해발 1300m 이상 되는 산을 매주 다니는 것을 보면 요료법으로 되찾은 건강이 신기하고 꿈만 같습니다. 앞으로도 계속 목숨이 다할 때까지 약 대신 요료법으로 건강을 지키고 싶습니다.

호전반응 끝에 젊음과 건강을 되찾은 최은옥님

최은옥 씨는 머리에 빨간 스카프를 질끈 동여매고 산기슭 단풍보다 더 빨갛게 입술을 칠한 건강하고 날씬한 모습의 미인이었습니다. 어딘가 병약해 보이는 곳이라고는 전혀 찾아볼 수 없었습니다.

40세인 은옥 씨는 나이보다 훨씬 어려 보였습니다. 결혼 전부터 폐결핵과 천식 등으로 고생했지만 본격적으로 요료법을 시작하게 된 동기는 결혼 8개월 만에 자궁외 임신을 하면서 시작된 생리통 때문이라고 했습니다. 서울에서 가장 유명하다는 산부인과도 찾아다니고, 좋다는 것은 다 하며 수술 후유증과 싸우고 불임과 싸우느라 너무 신경이 예민해져 십이지장 궤양등 위장병까지 겹치게 되었다고 했습니다.

요료법을 시작할 당시는 수술 후유증으로 생긴 생리통이 너무나 심하여 걸음을 뗄 수 없을 정도였다고 합니다. 그래서 최은옥 씨는 간절함에 하루에도 대여섯 번 이상씩 요료법을 했습니다.

하지만 3개월 후부터는 고통스런 호전반응과 싸워야 했습니다. 오후만 되면 열이 오르고 머리끝부터 발끝까지 엄청나게 큰 두드러기가 온몸에 나서, 정신없이 긁고 나면 잠에 곯아떨어졌습니다. 거기에다 예전에 앓았던 천식증세가 다시 나타나 기침 때문에 죽을 지경이었습니다.

그런데 놀라운 것은 주위 사람들이 모두 죽겠다고 걱정을 하는데도 거의 6개월간 병원 한번 안 가고 약 한번 안 먹고 그렇게 심한 호전반응을 견뎌냈다는 것입니다.

최은옥 씨는 자신이 전화상담으로 한국MCL의 김정희 선생님을 귀찮게 해드렸다며 미안해 했습니다. 많은 주위 분들에게도 요료법을 권하고 책까지 선물하고 있다고 합니다. 특히 동생인 최은자 씨가 위암 선고를 받았을 때도 요료법에만 매달리게 해 건강을 되찾아 주었다고 자랑을 하였습니다.

이제는 건강한 몸이 되었으니, 그동안 갖지 못한 아기만 생기면 더 바랄게 없다던 최은옥 씨께 꼭 기쁜 소식이 있으시길 간절한 마음으로 기원했습니다.

간암으로 죽어 가는 청년을 살린 요료법

41세의 젊은 나이인데도 평소에 건강관리를 제대로 하질 않아 3년 전부터 간경화에 시달리다 최근에는 간암으로 번지면서 늑막까지 겹쳐 복수가 차 있는 분이 있었습니다. 병마에 시달리다 보니 경제력이 없었고 여동생이 직장에 나가 번 돈으로 근근이 살아가는 형편이어서 치료도 제대로 받지 못했습니다. 그를 처음 본 순간 요료법으로 회복이 가능할까 하는 의구심이 들었습니다. 큰 키와 장작개비같이 마른 체격에 눈과 배가 유난히 많이 튀어나와 보기에도 안쓰러웠습니다.

그런 그에게 오늘부터 오줌을 마시면 틀림없이 살 수 있다며 요료법을 알려주었습니다. 삶에 대한 의지가 있는 사람이었기 때문에 그것쯤이야 못하겠냐며 방법을 물었습니다. 약을 먹으면 오줌 맛이 좋지 않으니 마시기가 힘들겠지만 그래도 마셔야 한다고 했습니다. 둘째로는 스트레스를 받지 않도록 하며 항상 긍정적으로 살도록 노력하고, 식구들에게도 협조를 당부하라고 했습니다. 셋째는 먹는 음식에 관한 주의를 몇 가지 당부해 주었습니다. 알코올중독자가 계속 술을 마시면서 치료하면 치료가 되지 않듯이, 아무리 좋은 약도 그와 같습니다.

저의 연락처를 알려주고 집에 왔지만 걱정이 앞섰습니다. 워낙 중환자여서 전화가 와도, 오지 않아도 '무슨 일이 생기지는 않았나' 하는 마음이 컸습니다. 한 달쯤 지나 다른 일로 무주에 갔다가 들리니, 오줌을 쉽게 마실 줄 알았는데 냄새가 고약해서 마실 수가 없다고 했습니다. 돈이 좀 들더라도 프로폴리스를 타서 마시면 마시기도 한결 수월하고 효과도 좋다고 알려주었습니다. 그 후 2~3일에 한 번씩 전화가 오는데 목소리에 힘이 있고 맑은 게 예전보다 많이 좋아진 것 같았습니다.

저는 이렇게 요료법과 몸 관리를 열심히 하고 있는 이 청년이 꼭 나을 것이라고 확신했습니다. 이제는 곧 죽을 것이라는 주변의 예상을 뒤엎고, 병원에서 주는 약을 줄여가면서 많이 좋아지고 있습니다.

중풍을 고치고 걸을 수 있게 한 요료법

김제에 사시는 72세 되는 중증환자 한 분은 8년 전에 교통사고로 오른손이 마비되어 밥숟가락도 들 수가 없었습니다. 저와 인연이 닿아 오줌을 마실 수 있겠느냐고 물으니 똥이라도 먹어서 낫는다면 먹겠다고 간절함을 보였습니다. 그래서 그분께 요료법을 자세히 알려드렸고, 잘 듣고 따라 주어서 다행히 완쾌가 되었습니다.

하지만 안타깝게도 병이 나은 뒤로 요료법을 중단하고 있다가 중풍을 맞아 병원에서 치료를 받게 되었습니다. 사람이 옆에서 시중을 들어야 대소변을 보러 갈 수 있는 것은 물론 식사와 운동도 그렇게 해야만 했습니다. 저는 8년 만에 만난 그에게 계속 요료법을 했으면 이런 일이 없었을 것이라고 하고, 오줌을 마실 수 있는 대로 마셔 보라고 했습니다.

3일 후 오줌을 나오는 대로 다 마셨더니 엄청난 설사를 하기 시작했습니다. 이러한 일들은 숙변과 독소가 빠지는 좋은 현상이니 열심히 마시라고 응원해 주었습니다. 이제는 대소변은 기구를 의지하며 스스로 해결하는 것은 물론 가까운 공원도 혼자서 다니고 있습니다. 이외에도 완치되신 폐암 말기 환자, 만성 위장병 환자 등등 많은 분들을 만나면서 요료법의 효력이 크다는 것을 매번 실감합니다.

　모든 일은 병뿐만 아니라 예방이 중요합니다. 많은 사람들이 중병이 들기 전에 요료법을 해야 하는데 여러 가지 핑계로 하지 않고 있습니다. 하다가도 대부분 그만 두었다가 몸에 이상이 오면 다시 시작하는 분들과 오줌이 더럽다는 관념 때문에 효력을 보고도 중지하는 분들도 많습니다. 그래도 요즘은 TV나 매스컴을 통해 많이 알려져 있어서 어느 정도 수긍을 하는 분위기입니다.

　문제가 있으면 반드시 답이 있습니다. 고로 병이 있으면 반드시 약이 있습니다. 오줌은 하늘이 준 명약입니다. 요료법을 하시는 분들이야말로 어찌 보면 선택받은 분들입니다. 주변에서 많은 효력을 보고 있는 것을 보더라도 얼마나 좋은 약인 것을 알 수 있습니다. 실시를 못하고 있는 분들이 많다는 것이 한 가지 단점입니다. 앞으로도 매스컴이나 신문, 책자 그리고 체험자들의 적극적인 권유를 통해서 많은 사람들 사이에서 오줌마시기 운동이 확산되기를 기대합니다.

요료법으로 퇴행성 디스크와 만성 통증을 치료한 이광순님

이광순 씨의 지병사는 '머리끝부터 발끝까지' 라는 말 밖에는 다른 표현을 쓸 수 없을 정도입니다. 머리는 시리고, 아리고, 저리고, 멍멍했습니다. 여름에도 선풍기를 사용할 수 없고, 파마를 하기도 어려웠고, 어깨가 늘 아파서 세 아들들은 으레 어머니 곁을 지날 때마다 몇 번씩 주무르고 가는 것이 일상이었습니다. 눈알은 빠질 듯이 아프고, 알레르기성 두드러기도 이십여 년 간 따라다녔습니다.

가끔씩 치아가 시리고 아려서 양치질하기도 힘들고 퇴행성 관절 디스크로 허리가 아파서 2년 내내 통원치료와 운동요법도 병행했습니다. 척추가 방광을 눌러서 오후가 되면 화장실에서 삼분 이상 앉아 있어야 소변을 겨우 볼 수 있었습니다. 게다가 위궤양, 엄지손가락엔 티눈, 왼쪽 발바닥과 이마엔 신경물이 고인 작은 물혹도 있었습니다. 선천적으로 피부가 건조한 체질이라 발뒤꿈치가 갈라져 괴로웠지만 형제자매가 모두 그러니 체념하고 살았습니다. 그녀는 "천성적인 인내심과 종교적인 힘으로 그 많은 병을 버티고 이겨내며 살아왔다."고 말합니다.

그러던 어느 날, 무릎관절까지 아프기 시작했습니다. 그럭저럭 참고 견디어 보려 했는데, 1년 반 전부터는 서서히 아침 운동도 집안 살림도 외출도 불가능해졌습니다. 아침에 겨우 일어나 부엌으로 나가려는데, 날달걀을 깨뜨려 접시에 담아서 흔드는 것

144

같은 느낌으로 무릎관절이 흔들렸습니다. 그녀의 표현에 따르면 밥공기에 담은 날달걀이 아니라 접시에 담은 날달걀 정도로 심한 흔들림이었습니다. 병원에 갔더니 물이 차서 그러니 수술보다는 약물을 복용하고 걷기를 자제하라는 진단을 받았습니다.

퉁퉁 부은 다리로 방구들만 짊어지는 신세가 되나 보다 생각하고 있었을 때, 이웃인 장원숙 씨로부터 요료법을 소개 받았습니다. 고통당하고 있는 이광순 씨에게 요료법을 소개하긴 해야겠는데 혹시라도 오줌을 마시라면 거부감부터 일으킬까 염려되셨던지 요습포에 대한 말씀만 하셨다고 합니다. 다행히 이광순 씨는 거리낌 없이 요습포를 시작했고, 며칠 후 책을 받아 읽었습니다.

깔끔하기로 둘째가라면 서러운 사람이 집안일도 못하고 꼼짝 못하는 자신의 처지가 워낙 급하니, 『요료법』 등 권하는 책 4권을 10일 만에 우선 섭렵한 것입니다. 자신의 처지와 똑같은 내용의 체험담은 없었지만 관절염 등의 비슷한 체험담이 있어 용기가 생기고 오줌에 대한 선입견도 사라지기 시작했습니다.

'요료법에 매달려야겠구나!' 97년 2월 7일 아침, 확신이 선 그녀는 무섭게 요료법을 실천하기 시작했습니다. 어떤 날은 하루 7~8번씩 나오는 오줌을 모두 마시기도 했습니다. 습포가 좋다고 하여 6, 7, 8월 중 두 달간은 단 하루도 빠짐없이 삼복더위를 이겨내며 하루 세 시간씩의 요습포 찜질을 했습니다. 두 달이 지나자 걸을 수 있다는 자신감이 생겼고, 3개월째에는 자신 있게 걸었으며 6개월이 되니 통증도 전혀 없었습니다.

드라마틱한 효과는 장원숙씨를 통해 익히 들은 바가 있었습니다. 무릎 위와 아래 양쪽에 손 하나씩을 얹어 놓은 듯 부어올랐던 무릎이 눈에 보일 정도로 쭉쭉 붓기가 내리며 정상화되자 이를 지켜본 장원숙 씨의 남편까지 요료법을 시작했습니다.

그런데 다리 때문에 시작한 요료법의 효과는 다리에만 국한되지 않고 전신의 변화로 나타났습니다. 3개월쯤 되니까 머리 가려움증이 없어졌고, 피부가 고와지고, 엄지손가락의 티눈과 발바닥, 이마의 물혹이 없어지고 들솟았던 치통도 가라앉고 두통도 위궤양도 사라졌으며 터지고 갈라졌던 발뒤꿈치는 매끄러워졌습니다. 발가락 하나만 나와도 시려서 잠을 못 잤는데 이젠 두 발을 다 이불 밖으로 내놓고 잡니다.

요료법 시작 후 9개월 정도가 되니 하나부터 열까지 다 좋아졌습니다. 검버섯이 사라졌고 반쯤이 하얗게 세어버려서 고민이던 눈썹이 다시 검어지기도 했습니다. 주위 사람들의 젊어졌다는 칭찬과 63kg이던 체중이 4kg정도 감소된 것도 요료법의 놀라운 효과 중의 하나입니다.

특히 뱃살이 빠지고 몸의 노폐물이 많이 빠지는 듯한 느낌이었습니다. 한 가지 약으로 이렇게 많은 증상을 치료할 수 있는 것은 요료법이 아니고는 절대로 불가능한 일일 것입니다.

가끔 너무 피곤하거나 신경을 많이 쓰면 예전처럼 두통이 약간 오기도 하고 몸이 무거워질 때도 있긴 하지만, 건강이 요료법으로 이 정도 유지되고 있고 앞으로도 죽는 그날까지 계속하겠다는 굳은 의지가 있는 것을 보면 전혀 문제가 되지 않는 것 같습니다.

이광순 씨는 요료법을 할 때마다 이 귀한 보약을 소개해 준 장원숙 씨와 김정희 MCL회장님께 너무나 감사한 마음을 갖고 있다고 합니다. 가족들 또한 모두 요료법의 효과에 놀라워하고 있습니다. 남편은 주위 사람들에게 열심히 홍보하고, 세 아들들은 이렇게 요료법을 열심히 하셔서 병원 치료 없이 건강을 되찾으신 어머니를 존경하고, 감사한다고 합니다.

67년 동안 오줌을 마시면서 건강을 유지한 이형호님

MCL연구소는 하루 종일 요료법에 대한 문의전화가 이어지고 있습니다. 매스컴을 통해서 보았는데 정말 오줌을 마셔도 되냐는 확인부터 그 효과에 놀란 체험자의 감사 전화까지…. 참으로 다양한 내용들이 매일매일 눈코 뜰 새 없이 걸려옵니다.

그런데 간혹 걸려오는 전화의 내용 중에는 '오줌을 오래 마시면 옛날 요강 위에 끼곤 하던 하얀 것이 위장에 계속 쌓이는 것이 아니냐?' '오랫동안 장기 복용할 경우 위험성도 검증되지 않았는데 MCL에서 책임질 수 있느냐'는 등등의 질문을 해 오시는 분들이 있습니다.

　이해하도록 답변을 해보지만 증인이 있느냐는 말엔 10년째 요료법을 하고 계신 회장님과 총무님을 내세울 수밖에…. 그런데 마침 회장님의 요료법 강의가 있었던 홍능교회에서 요료법을 무려 67년이나 계속하고 계신 한 분을 만날 수 있었습니다.

　홍능교회에서 있었던 김정희 회장님의 강의가 끝난 뒤 질의문답 시간에 한 분이 번쩍 손을 드시더니 "나도 오줌을 먹고 있으니 오줌이 좋다는 것은 아는데, 어린아이의 오줌을 먹는 것이 더 좋습니까? 자기 오줌을 먹는 것이 더 좋습니까?"라고 질문을 하는 것이었습니다. "건강에 아무런 이상이 없는 사람이면 성장 호르몬이 왕성하게 분비되는 동뇨(童尿)를 마셔도 좋겠지만 어떤 질병이 자기 몸속에서 진행되고 있는지는 아무도 모르는 일이므로 자기 오줌을 마셔야 자기의 질병을 치유할 수 있다"고 회장님이 답변하신 후 "언제부터 요료법을 하셨느냐"고 묻자 놀랍게도 67년간 해오고 있다는 것이었습니다.

　경기도 양평에 사시는 이형호 씨. 당시 그분의 나이는 75세로 벗겨진 머리가 나이가 들어 보일 뿐 가까이서 보면 반질반질하게 윤이 나고 탄력 있는 피부가 노인이라고는 도저히 믿어지지 않습니다. 활기차고 쩌렁쩌렁한 전화 목소리만 들으면 영락없는 30대, 이분은 요료법을 일곱 살에 시작했다고 합니다.

　이분의 할아버지는 항상 표주박을 소중하게 차고 다니시는데 이유를 물어보니 "언제 어디서나 보약을 받아 마시기 위해서"라는 대답이었습니다. 어떤 보약을 드시나 할아버지를 쫓아다니며 열심히 살펴보았더니 아무도 없는 곳으로 가서 표주박에 오줌을 받아 마시는 것이었습니다.

뭐든 남이 좋다면 다 따라하고 싶었던 어린 영호는 '할아버지가 보약이라는 것이 바로 오줌이구나!'를 깨닫고 그때부터 할아버지를 따라 열심히 요료법을 하기 시작해서 오늘날에 이르렀다고 합니다.

사실 '요료법'이라는 이름도 몰랐고 그냥 오줌을 마셔 왔을 뿐입니다. 그래서였는지 이형호 씨는 병치레 없이 항상 활기찼고 힘든 농사일에도 지칠 줄 몰랐으며 나이보다 늘 젊게 살아왔습니다. 67년간 단 한 번도 아프신 적이 없었느냐고 물으니 "사람에겐 바이오리듬이 있어 정신적으로나 신체적으로 나쁠 수가 있는데, 나라고 어찌 한결같이 건강하겠습니까? 그러나 몸이 좀 찌뿌듯하고 안 좋을 것 같으면 오줌을 마시고 있으니 절대 큰 병에 걸리지 않을 것이라 생각하고 하루에 한 번 먹던 오줌을 여러 번 마시지요. 그러면 금방 거뜬해졌어요."라고 말씀하셨습니다.

그러던 중 의사인 친척 한 분이 상당히 아픈데도 약을 먹지 않고 자연히 나아질 거라며 견디는 것을 본 후, 병원에 가지 않고 오줌 마시기로만 건강을 지켜온 자신의 건강법에 더욱더 확신이 갔다고 합니다.

나는 건강 외에는 내세울 게 없다 하시는 이형호 씨는 요료법 외에도 명상요법을 즐기며, 하루에도 세 번 정도는 창(노래)으로 스트레스를 해소한다고 합니다.

지난 9월 19일에 있었던 '10년 이상 요료법 경험자들의 모임'에 참석하셨을 때는 요즘 사람들은 조금만 아프면 약국이나 병원으로 달려가 독한 약을 많이 먹고 자기 스스로 나을 수 있는 기회는 주지 않으니 참 안타까운 일이라고 말씀하시며, 앞으로도 더욱 열심히 요료법에 매달려 항상 행복하게 살겠다고 다짐하셨습니다.

MCL연구소도 모르고 요료법이란 단어도 모른 채 무려 67년이나 요료법을 한 이형호 씨, 이분의 예를 알게 되면, 요료법을 오래해도 부작용이 없냐는 궁금증에 확실한 답이 되겠지요?

호전반응을 거쳐 더욱 건강해진 자연요법 전문가 김태수님

저는 요료법을 시작한 지 10년이 넘었습니다. 거의 매일 거르지 않고 하루에 한 잔씩 또는 그 이상씩 마셔 왔습니다. 요료법을 제게 알려주신 분은 한국자연의학계의 원로이신 정현보 선생님입니다. 선생님께서는 일본 서적을 많이 읽으시는데 아마 거기에서 정보를 얻으신 듯합니다. 어느 날 제게 이렇게 말씀하셨습니다.

"이제 의사들이 밥을 굶게 되었다. 일본의 의사들이 치료용으로 오줌을 마시기 시작했으니 말이야. 오줌을 마시면 모든 병이 낫는다고 하니 누가 병원에 가겠어."

그에 대하여 저는 웃으면서 이렇게 대답해드렸습니다.

"우리나라에서는 그러한 일이 쉽게 일어나지 않을 것입니다. 한국인들은 더디니까요."

그러면서 저는 속으로 '내일부터라도 내가 바로 요료법을 시작해야지' 하고 생각하고 있었습니다. 요료법에 대해 자세히 알 수는 없었으나 사람이라면 꼭 규칙적으로 행해야 하는 것이라고 생각하게 되었습니다. 그러나 바로 시작하지는 못했습니다. 잊어버렸던 것입니다.

그로부터 6개월여가 지난 후의 어느 날 밤이었습니다. 가끔 들렸던 어느 식당에서 주인부부가 몇 달 사이에 놀라울 정도로 건강해져 있는 것을 보고 궁금하여 이유를 물어 보았더니 수개월 전부터 요료법을 하고 있다고 했습니다. 그러면서 제게 요료법을 권하는 것이었습니다. '이런 멍청한 놈, 자연요법을 가르치는 놈이 친구로부터 오줌 마시기를 권유받고 있다' 니, 창피스러운 일이었습니다.

그 이튿날 새벽부터 바로 오줌을 마시기 시작했습니다. 다행히 조금도 낯설거나, 어색하지가 않았습니다. 그러나 그로 인하여 일어나는 호전반응들은 대단했습니다.

지압사로부터 지압을 받아야 몸을 움직일 수가 있었을 정도였습니다. 하지만 수개월 간의 그러한 호전반응을 거치면서 몸이 가뿐해져 갔습니다.

두 눈, 모든 치아, 손과 다리, 발가락과 손가락들, 가슴과 등허리 등 온 전신이 차례로 아프고 저려오면서 인체가 바뀌어져 나갔습니다. 실로 놀라운 일이었습니다.

불교계의 송담스님께서 요료법을 강조하신다고 듣게 되어 그분의 설법을 녹음한 테이프를 구해다 들었습니다. 그리고 책방에서 김정희 회장께서 펴내신 책을 사 읽고 암스트롱을 소개받기도 했습니다. 대충 이 정도로 오줌요법에 대한 기초 이론을 갖추게 된 셈이었습니다.

이제는 다른 사람들에게도 요료법을 전파하는 일만 남았습니다. 그런데 쉽지 않았습니다. 열 사람에게 설명을 하면 한 사람 정도나 논의를 해줄까 나머지 몇 분들은 모두 비웃었습니다. 그러다가 요료법은 아무나 하는 요법이 아니라는 것을 알게 되었습니다. 모든 사람들은 치유력을 스스로 갖추고 있으면서도 그 사실을 인정하려 들지 않습니다. 이것이 요료법을 하지 못하는 이유이자 한계입니다.

그렇다고 해서 그들을 비난할 수는 없습니다. 각자의 나아갈 길이 다 다르기 때문입니다. 21세기에 의학은 반드시 변하게 되어 있습니다. 현대의학의 퇴보와 자연의학의 만개는 필연적입니다. 그 자연의학의 가장 중심점에 요료법이 자리하리라고 믿습니다. 이 요법은 누구든지 아주 쉽게 그리고 전혀 비용을 들이지 않고 실천할 수 있는 가장 용이한 요법이기 때문입니다.

요료법으로 마음의 병을 치료한 임영애님

10년 전 김정희 회장님이 번역한 『기적을 일으키는 요료법』이란 책을 읽었습니다. 그리고 무엇이든 옳다고 여기면 곧바로 실행에 옮기고 또 남들에게 적극적으로 권하는 성격 덕분에 바로 오줌을 마시기 시작하였고 이웃에 권하여 많은 사람들이 효험을 경험하기도 했습니다. 그러면서 5~6년쯤 지난 후 바쁜 생활 속에서 잠시 요료법을 충실히 하지 못하고 중단하게 되었습니다. 그러다가 다시 눈을 뜨게 된 계기가 생기게 되었습니다.

심한 당뇨병으로 고통 받고 계시는 한 스님께서 치료 방법을 간절하게 물어보시는 것이었습니다. 저는 당시 침으로 몸이 불편하신 스님들 치료를 하고 다녔었습니다. 하지만 당뇨는 침을 놓을 수가 없으며 제가 알고 있는 치료방법으로는 완치가 어렵다고 판단했습니다. 그리고 병이 이미 너무 깊은 것 같아서 자신 있게 스님께 치료 방법은 요료법 밖에 없으니 당장 약을 끊고 시작하시라고, 요료법의 효능을 설명하고 책을 보내드렸습니다.

1년 후 스님을 만났을 때 푸석하던 모습은 없어지고 관절 마디마디 통증도 없어지는 등 8개월 만에 완전히 치유되었다며 몇 번이고 절을 하시며 감사하다고 하셨습니다. 그 말을 들은 저는 그 순간 정신이 번쩍 들어 남들에게는 그렇게도 열심히 권해 오면서도 진정 나 자신은 잊고 있던 요료법을 본격적으로 시작하게 되었습니다. 그리고 남편도 10년 전 함께 시작하고 또 중단했던 요료법을 다시 시작했습니다.

10년 전 무덤덤하게 요료법을 했을 때와는 다르게, 이때는 정말 책도 열심히 보고 연구하며 전보다 더 적극적으로 이웃에 권했습니다. 그동안 침술, 부황, 한의학과 민간요법의 각종 서적을 보며 연구하고 공부하며 무료시술을 펼쳐 온지도 벌써 17년이나 되었습니다. 그런데 여태까지 가졌던 모든 병의 의문점이 요료법으로 정리되었고 이제 더 이상 다른 곳에 시간 낭비할 필요가 없음을 느꼈습니다. 또한 오줌은 우리의 무지와 오만으로 좋은지 잊고 살았지만, 사실은 신이 주신 최고의 선물임을 깨닫게 되었습니다. 신이 인간에게 자신의 육신과 영혼을 잘못 다스릴 때 질병이라는 무서운 벌을 내렸으며 또한 지혜로운 자에게는 질병을 스스로 다스릴 수 있는 법까지도 함께 가르쳐 준 것입니다. 가장 자연적인 방법으로 내 마음과 영혼까지도 다스릴 수 있는 방법을 말입니다.

그래서 오줌은 바로 제 스승입니다. 그때그때 감정의 변화에 따라서도 맛이 다르며 느낌이 다릅니다. 가령 음식에서 오는 쓴 맛이 다르며 요료법을 할 때 마음속에 느껴지는 어떤 감정은 마음을 정화시키려는 묘한 느낌으로 말로 글로 표현을 할 수 없습니다. 이렇게 요료법에 대해서 아무리 열심히 설명하고 이해를 시키려고 노력해도 한 마음 일으킬 수 있는 자세가 되지 않는다면 아직은 고통의 수렁에서 벗어나질 못할 업연이 남아 있다고 감히 말하고 싶습니다.

요료법을 시작하면 나타나는 증세를 기억나는 순서대로 적어 보겠습니다.

① 2~3일 만에 피로하지 않고 몸이 가벼워짐을 느낀다.

② 숙변은 물론 장속에 쌓여 있는 독소와 몸에 유해한 음식을 먹었을 경우 설사로 독소를 반복적으로 빼낸다. 복용한 지 1주일 정도에도 체중조절이 된다.

③ 종일 오줌을 마실 때 이뇨작용을 잘한다. 횟수와 양이 거의 배로 증가한다. 그리고 매우 맑고 맛이 순해진다.

④ 식탐이 줄어들고 배가 고프지 않게 된다(참고로 본인은 불자로 오래 전부터 주, 육, 술, 고기, 파, 마늘, 부추, 달래, 홍거)를 먹지 않으며 채식과 생식, 잡곡을 먹는다. 외출 시 굶거나 생식을 하게 되는데 오줌을 마시면 배가 고프지 않고 좋은 식사대용이 된다. 요료법은 자연적으로 맑은 음식을 찾도록 입맛을 바꾸어 놓는다. 수행자는 꼭 필요하다고 본다.

⑤ 아프던 모든 곳이 차례차례 나타난다. 통증이 더했다 덜했다 한다.

지금도 가는 곳마다 경험을 토대로 여러 사람에게 자신 있게 요료법을 권합니다. 빈부의 차가 없이 누구나 할 수 있는 이것을 나의 생명이 붙어 있는 한 열심히 설명하고 또 설득할 것입니다.

10년 이상 요료법을 하면서 젊어진 백학기님

요료법을 10년 이상 해 오신 많은 회원들 중 가장 연장자이며 우리 MCL의 고문이신 백학기 고문님에 대한 이야기입니다.

백 고문님은 MCL모임 때마다 한 번도 빠짐없이 오셔서 20세 청년처럼 모인 사람들에게 형님, 누님하시며 자리를 빛내 주는 분입니다. 늘 나이에서 60을 빼고 산출한 나이가 바로 본인의 나이라고 말씀하시지요. 또 백학기 고문님은 "나는 지하철 계단을 한 번에 두 계단씩 올라가니 누가 나를 80넘은 사람이라고 보겠습니까? 모두들 60세 정도로 밖에 보지 않아요. 이것이 다 윤회주 덕입니다."라고 빼놓지 않고 말씀하십니다.

백학기 고문님은 원래 큰 기업체의 사장님으로 매일 술자리를 해야 하는 격무 속에서 고혈압과 과체중으로 건강을 해치셨습니다. '이러다가 오래 살지 못하겠구나.' 하는 생각에서 건강에 관심을 갖게 되셨고, 건강 유지법으로 매일 아침마다 물을 700cc씩 마시는 물치료법을 하고 있었는데, 1988년도에 일본의 건강 잡지를 통해 요료법을 알게 되셨답니다. 오줌은 혈액이 몸을 돌고 돌아 나오니, 인생의 돌고 도는 불교의 윤회사상과 같다는 생각에서 오줌을 '윤회주'라고 명명하시고, '이것이야말로 생명수!'라고 굳게 믿어 요료법을 시작하였답니다. 그리고 이렇게 좋은 윤회주를 모든 사람에게 알려서 다 마시도록 해야겠다 싶어 전철이나 대중들이 많이 모이는 곳이라면 어디서나 요료법 홍보를 하고 계십니다.

"내가 올해로 14년째 오줌을 마시고 이렇게 건강하게 살고 있지 않습니까? 오랜 경험으로 모든 병이 다 치료되는 것을 보았으니 아무 염려 말고 열심히 이 윤회주를 마시도록 하세요. 지금 일본에서는 의사들, 그의 가족들도 윤회주를 마시고 있으며 그 외 천만 명 이상의 사람들이 마시고 있다는데, 아무쪼록 우리나라 사람들도 많이 마시고 건강하게 살았으면 좋겠습니다. 나는 원래 수지침으로 20여 년간 사람들을 치료해 왔습니다. 많은 환자들을 대하고 폐결핵 등 전염병 환자도 많이 만나게 되지만, 감기는커녕 절대 나쁜 병이 전염되지 않습니다. 이제 나는 수지침을 놓지 않습니다. 윤회주만 마시면 만병이 다 치료되니 윤회주만 열심히 권합니다. 건강한 사람은 하루에 한 잔씩, 병에 걸린 사람은 두 잔, 석 잔씩 마시도록 하세요. 그러면 틀림없이 병이 낫습니다. 내가 집에서 전화를 받으면 할아버지 바꾸라고 합니다. 그만큼 내 음성이 젊다는 증거 아니겠습니까?"

MCL 모임에서 이렇게 열변을 토하신 백고문님은 올해에도 여전히 지하철을 두 계단식 뛰어 오르시며 많은 사람들에게 윤회주를 권하실 예정이시라는군요.

오줌으로 식중독을 해결한 이성재님

저는 어렸을 적부터 할아버지가 전통 한방 침술을 하시는 것을 봐온 터라 건강에 관심이 많았습니다. 평소에 '어떻게 하면 건강하게 살 수 있을까?' 라는 의문을 가지고 있던 차에 우연히 서점에서 『요료법의 기적』이란 책을 보았습니다. 책을 읽고 얼마 지나지 않아 직장동료와 부부동반 제주도 여행을 갔다가 꽁치통조림을 먹은 것이 탈이 났습니다. 식중독으로 어떻게 해볼 수 없는 사경에 해맬 때 이전에 잠깐 본 요료법이 스치듯 생각났습니다. 그래서 마신 오줌 한 컵이 저의 첫 요료법 경험입니다.

그렇게 오줌을 마시고 나니 극심한 복통이 감쪽같이 사라졌습니다. 신기한 나머지 강릉에 있는 서점에 가서 요료법 책을 찾아보고, 인터넷으로 더 정확한 정보를 찾아보면서 시작하게 된 요료법이 벌써 5년이 되었습니다. 처음에는 반신반의하며 몸에 어떤 반응이 올지에 대해 많은 생각을 했습니다. 하지만 책과 인터넷을 통해 얻은 정보로 확신이 들었기 때문에 나부터라도 제대로 해서 병으로 고통 받는 사람들에게 전해 주고 싶었습니다. 그렇게 주변사람들에게 요료법을 전달해 주면서 병이 나았다는 피드백을 받았습니다. 이러한 피드백과 나의 경험이 합쳐지니 이제는 요료법을 끊을 수 없게 되었습니다.

오줌은 인체의 면역력을 길러주고 스스로 낮게 해주는 자연치유약이자 신이 내린 선물이라 생각합니다. 고혈압, 비염, 당뇨, 오십견, 그 외 다양한 증세들이 서서히 좋아졌다는 말을 들을 때마다 힘이 나고 더 많은 사람들에게 알려야겠다는 사명감을 갖게 되었습니다. 그리고 이제는 어떤 사람을 만나도 당당하게 요료법을 말할 수 있습니다. 제 경우는 변비가 없어졌고, 백내장, 풍치, 소화불량이 개선된 것을 체험했습니다. 매일아침 오줌 한 컵에 프로폴리스 2~3방울을 섞어 얼굴에 문지르고, 눈에 대고 감았다 떴다를 반복했습니다. 그리고 오줌으로 이를 닦는 습관을 들이니 잇몸과 치아가 건강해졌을 뿐만 아니라 피부가 좋아졌다는 말을 주위에서 많이 들었습니다. 저의 체험을 통해서 앞으로 좀더 많은 사람들에게 요료법을 알리고 전해야겠다는 마음이 듭니다. 마지막으로 한국MCL 김정희 회장님께 감사드립니다.

뇌출혈로 의식불명 상태였다가
요료법으로 등산도 할 수 있게 된 이학진님

저는 성격이 활달해서 많은 사람들과 대화하기를 좋아하며 두루두루 잘 지냈습니다. 몸은 선천적으로 건강하게 태어났고 체력관리를 위해 운동에 관심이 유별났습니다. 운동으로 몸을 꾸준히 단련하였을 뿐만 아니라 체육인으로서 후배양성에 기여하고 있었습니다.

1992년 5월, 대중목욕탕에서 목욕을 하던 중 뇌출혈로 의식
불명이 되어 즉시 서울대학병원으로 이송되었습니다. 바로 두개
골 수술을 진행했으나, 병원에서는 상태가 심각해서 구제할 방
법이 없다며 곧 수술을 중단했습니다. 갑작스러운 뇌출혈 선고
로 절망에 빠진 가족들은 생명만이라도 유지하겠다며 3주 입원
후 의사의 지시에 따라 퇴원했습니다.

저는 말 못하는 반신불수가 된 몸을 이끌고 집으로 돌아왔습
니다. 그 후 죽음의 공포와 불안은 날로 극심했고 거의 삶을 포
기하기에 이르렀습니다. 3년간 투병하면서 백방으로 수소문하
며 치료법을 찾아다녔으나 별 효과를 얻지 못했습니다.

그러던 중 1995년 초에 우연한 계기로 MCL연구소 김정희 회
장님이 쓰신 『요료법』 책을 읽었습니다. 오줌이 인체에 미치는
의학적인 효과에 굉장히 놀라서 주저하지 않고 바로 마시기로
결정했습니다.

오줌을 1년여 정도 마시자, 체내의 기능에 큰 변화가 있는 것
을 느끼게 되었습니다. 손과 발이 부드러워지고 몸의 기운이 다
시 살아나게 되었습니다. 그리고 반신불수였던 몸이 차츰 좋아
져서 거짓말처럼 조금씩 걸을 수 있게 되었고, 2년째 되는 해에
는 말도 잘하게 되고 잘 걸을 수 있게 되어 자유로운 몸이 되었
습니다. 그래서 기존에 복용하던 혈압강하제(노바스코)를 반으로

줄이고 요료법에 더 의지했습니다. 철저하게 요료법을 실천하니 건강이 성공적으로 회복이 되었고 주변사람들 마저 저를 보고 놀라워했습니다.

몸이 좋지 못했던 때에 혈압이 175/115였지만 지금은 145/95로 균형을 유지하면서 점차적으로 내려가고 있습니다. 또한 소화기능이 좋아지면서 식욕이 왕성해져 식사의 즐거움을 누리고 있습니다. 게다가 나날이 건강이 좋아져 쉬지 않고 등산과 골프를 즐기고 있습니다. 친구들과 함께 운동을 하게 되니 인간관계도 더욱 좋아졌습니다. 신비로운 오줌의 능력을 체험한 저는 요료법이 널리 퍼져서 모든 사람들과 함께 이 기쁨을 나누고 싶습니다.

요료법으로 반복되는 자연유산을 이겨내고 아이를 가진 유성희님

저는 자연유산과 사산으로 아이를 가질 수 없다는 불임판정을 받았습니다. 그러던 어느 날 종로에 있는 서점에서 건강 서적코너를 둘러보던 중, 『요료법의 기적』이라는 책을 보게 되었습니다. 그 책을 보고 나서 김정희 선생님께 전화를 하니 요료법을 하면 임신 못하던 사람도 임신하게 되고, 아이도 건강하게 낳을 수 있다는 말씀을 해주셨습니다. 믿기 어려운 말이었지만 희망을 갖고 요료법을 시작했습니다. 놀랍게도 요료법을 시작한 지 몇 달이 지나지 않아 산부인과 의사가 "아기 심장소리가 굉장히 건강하다"는 축하의 말을 했습니다. 저는 방심하지 않고 임신 중에도 김정희 선생님의 말씀을 굳게 믿으며 요료법을 지속했습니다.

아이를 출산하니 몸무게가 3.6kg나 됐고 보통 신생아들과는 다르게 목소리가 굉장히 우렁찼습니다. 머리카락과 눈썹이 새까만 데다 손발이 길쭉길쭉했습니다. 간호사 선생님들과 옆의 산모들이 아이의 용모를 보고 이렇게 태어난 아이는 처음 본다며 놀라워했습니다. 임신과 출산을 거치면서 가장 신기했던 점은 그동안 한약을 먹어도 낫지 않던 '유산'과 '사산'이 요료법을 통해서 완전히 치유된 것입니다. 감사합니다, 김정희 선생님!

혈루증을 회복한 남성희님

3년 전, 치과에서 임플란트 시술을 받은 다음 날부터 약간의 통증과 함께 오른쪽 코에서 피가 섞인 분비액이 흘러나왔습니다. 상태가 좋지 않아서 이비인후과를 찾으니 임플란트 시술한 쪽의 눈 아래 부비동공 코 우측접합 부위에 상처가 나서 문제가 생겼다는 것이었습니다. 그 이후로 열심히 이비인후과 치료를 받았지만 차도가 없었습니다. 축농증과 혈루치료에 좋다는 한방민간요법으로 2개월 복약도 했지만 아무런 효과를 보지 못하였습니다.

시술사고로 인한 억울함과 나아지지 않는 병세에 실망만 커져 갔습니다. 그러던 중 7년여 전에 김정희 선생님이 쓴 요료법에 관한 책을 읽고 잠시 오줌을 마셨던 경험이 불현듯 떠올랐습니다.

'코 부위에 외용으로 한번 실험해 보면 어떨까' 하는 마음이 생겨서 누워서 코를 들고 오줌을 손가락에 묻혀 한두 방울씩 환부에 넣었습니다. 이렇게 하루에 3~4회 진행하였습니다. 이튿날 혈루가 조금씩 멈추는 것 같더니, 3일째 되는 날 누런 피가 섞인 코가 멈추면서 상처 부위에 딱지가 생겼습니다. 4일째가 되니 마침내 코가 완전히 회복되었습니다. 그동안 겪었던 통증과 걱정이 해결되니 생명수인 오줌을 만든 조물주께 감사한 마음이 듭니다.

요료법의 효과는 여기서 끝나지 않았습니다. 평소에 기관지 확장증을 앓고 있다 올해 봄에 상태가 심각해졌습니다. 밤에 잠을 잘 수 없을 만큼 기침증세가 나타나더니 횟수와 강도가 2~3일간 점점 심해졌습니다. 아침에 일어나면 좌측복부와 늑골 흉부에 심한 진통과 함께 온몸을 일체 굴신하기가 어려웠습니다. 임시방편으로 액상 진통제를 듬뿍 바르고 하루 밤을 견디어 보았지만 별로 차도가 없었습니다.

병원으로 가려다 문득 오줌으로 코의 문제를 회복한 경험이 생각나서 요료법을 실시하기로 했습니다. 즉시 수건 반쪽 분량에 오줌을 적셔 환부에 올려놓고 그 위에 뜨거운 물주머니로 따뜻하게 해주었습니다. 1시간 정도가 지나니 환부에서 느낌이 점점 좋아지기 시작했습니다. 이렇게 하루 세 차례 정도 이틀동안 요습포를 하고 나니 몸이 가뿐해졌고 통증이 모두 사라져버렸습니다.

15년 된 교통사고 후유증이 나은 신용관님

저는 병원에서 치료를 받아도 낫지 않던 것이, 단기간 동안 요료법을 하면서 나은 경험이 한두 가지가 아닙니다. 3년 동안 설사병으로 참 많이 고생을 했었습니다. 일반병원과 신문에 소개된 유명한 의사가 있는 대학병원도 찾아다니며 10개월간 치료를 받았지만 차도가 없었습니다. 하지만 놀랍게도 약 2개월간 오줌을 마신 후에 완치가 되었습니다.

오줌의 효능을 제대로 경험한 저는 다른 병에도 적용해 보고 싶었습니다. 15년 동안 이틀에 한 번씩, 눈에 모래가 굴러다니는 것과 같은 이물감과 바늘로 찌르는 듯한 원인 모를 눈병에 시달렸습니다. 그래서 매일 아침에 오줌을 한 컵씩 마시고, 또 깨끗한 손을 오목하게 만들어서 오줌을 담은 다음 눈에 갖다 대고는 수차례 깜박거렸습니다. 그렇게 1주일을 하니 저를 괴롭혀 오던 이물감이 기적처럼 사라지게 되었습니다. 이 뿐만 아니라 왼쪽 잔등이 불쾌하게 느껴졌던 15년 된 교통사고 후유증이 사라졌고, 오랫동안 갖고 있던 무좀, 치질, 굳은살, 혈관 막힘, 눈 피로, 기침과 가래, 감기가 완전히 사라졌습니다.

만성 비염, 중이염으로부터 해방된 이정훈님

저는 늘 코가 연약해서 걸핏하면 코피가 터지는 불편함이 있었습니다. 조금만 피곤해도 밥을 먹다가 코피를 쏟아 화장실로 달려가고, 자다가도 베개에 흘려 코를 감싸 안고 화장실을 가곤 했습니다.

늘 코 안에 딱지가 앉아 있고 건드리기만 해도 아프고 피가 흐르니 도무지 대책이 없었습니다. 이비인후과에서 레이저수술을 권유받았지만 함부로 할 것이 아니었습니다. 그러다 2005년에 지인이 요료법을 소개해 주었습니다. 세계적인 요료법 권위자 나까오 의사가 설명해 주는 요료법 영상을 보여주는 등 참으로 열정적이었습니다. 사실 저는 이전에 오줌을 딱 한 번 마셔본 경험이 있었지만 괜히 내키지 않아서 더 이상 마시지 않았습니다. 지푸라기라도 잡는 심정으로 다시 시작해 보기로 결심했습니다.

1주일 동안 오줌을 마시면서 코를 오줌으로 씻어내니 조금씩 나아지는 것을 경험했습니다. 이전에 하지 못하던 코풀기로 코가 상쾌해지는 것을 느낄 수 있었습니다. 정말 이것은 제게 더없는 자유로움이었고 오줌에 대한 신뢰감까지 주었습니다.

귀에도 효과가 있다고 해서 14세 무렵부터 앓고 있던 만성 중이염을 치료해 보기로 했습니다. 오줌을 귀 안에 몇 방울씩 떨어뜨리니, 저를 불쾌하게 만들었던 늘 젖은 귀지가 완화되어 청결해졌습니다. 면봉만 넣어도 귓속이 아파 힘들어 했는데 매우 호전되어 붓기가 빠졌습니다. 그리고 1개월 후에는 완전히 나았습니다.

직접 오줌의 효과를 본 덕택에 날이 갈수록 요료법에 확신을 갖습니다. 병원을 아무리 다녀도 치료가 되지 않아 불편해도 참을 수밖에 없었던 병이 짧은 시간에 호전되었다고 생각하니 감사하는 마음이 절로 듭니다. 앞으로도 이 방법을 사용하면서 실질적인 경험을 다른 사람들과 공유하고 싶습니다.

극심한 피부건조와 소화불량 회복

저는 요료법을 시작한 지 약 13년 정도 되었습니다. 처음에는 호기심을 갖고 시작했으나 건강을 지키는 데 대단히 효과적이라는 것을 알게 되어 제 경험을 나누고자 합니다.

올해 만37세로 두 아이의 아빠입니다. 30대 중반에 들어서면서 건강에 대한 자신감을 잃어 가고 있었습니다. 특히 체중이 많이 불면서 무릎관절에서 통증이 오기도 하고 소화불량까지 생겼습니다. 게다가 피부가 민감해서 두피가 비듬처럼 일어나고 건조한 가을과 겨울이 되면 무릎 아래 위의 피부에 가려움증이 생기고 심하면 피가 나기도 했습니다.

그러던 중 가까운 분으로부터 요료법의 효능에 대해 듣고 직접 실천해 보기로 결심했습니다. 2005년 12월 즈음에 두피와 다리에 오줌 마사지를 시작했습니다. 다리의 염증에 진정효과가 있었고 두피의 가려움증과 비듬과 같은 탈각이 거의 사라졌습니다.

두피 문제는 평생의 고민이었습니다. 청소년기 때, 두피에 딱지가 생겨 탈모까지 경험을 할 정도였습니다. 여러 피부약을 사용해 보았지만 효과는 없었습니다. 성장하면서 증상이 조금씩 누그러지긴 했지만 항상 진한 옷에 두피가 떨어질까 걱정하고 예민해 했습니다.

개선을 위해서 내게 맞는 품질이 좋은 샴푸를 찾을 때까지 계속 샴푸를 바꿔야만 했습니다. 효과도 별로 없는 데다 지난겨울에는 스트레스 때문인지 탈모도 있어 답답했습니다. 그러나 두피를 오줌으로 마사지를 하고 나서는 두피가 깨끗해지면서 탈모도 현저하게 줄어들고 머리카락에 윤기가 생기기 시작했습니다.

게다가 오줌을 마시면서 만성피로가 사라졌고, 과식과 불규칙한 식사로 생긴 소화불량이 없어졌습니다. 지난겨울 조기축구를 할 때마다 며칠 동안 콧물이 나는 감기 기운이 있었지만 요료법을 시작하고 난 후에는 단 한 번도 콧물을 흘린 적이 없습니다.

난치병인 에이즈까지도 낫게 하는 오줌의 능력

26세 미혼의 K씨는 서울에서 회사원으로 근무하고 있는 평범한 청년이었습니다. 젊은 나이에 겁도 없이 즐겼던 문란한 성생활이 '에이즈환자'라는 낙인을 찍히게 할 줄은 꿈에도 생각지 못했다고 합니다.

94년 3월부터 갑자기 맥이 빠지고 몸이 나른해지며 피곤을 견디기가 힘들어졌습니다. 어느 날부터인가 설사도 시작했습니다. 그무렵 많이 나오던 에이즈에 대한 방송도 자꾸 귀에 와 박혔습니다. 혹시나 싶어 병원에 가본 결과 놀랍게도 에이즈 양성 환자로 판명

되었습니다. 당시는 죽는 날만 기다리자는 심정이었다고 합니다.

마음고생이 심하여 63kg이던 몸무게가 55kg까지 내려갔습니다. 그러나 그냥 앉아서 죽을 날만 기다리기에는 젊은 나이가 억울해서 견딜 수가 없었습니다. 예전에 얼핏 들었던 기억을 더듬어 서점에서 요료법 책을 구입하고 그날부터 요료법에 열심히 매달렸습니다.

그날이 94년 7월이었습니다. 나오는 오줌을 한 방울도 남김없이 마시기 시작한 지 5개월만인 12월 7일, 더 확실한 요료법 실행을 위해 MCL연구소 회원으로 등록하고 자주 전화상담을 하며 여러 가지 호전반응을 견뎌 나갔습니다.

한 가닥 밧줄에 생명을 걸고 매달리듯 요료법에 전념을 기울였습니다. 졸음이 쏟아지고 가래가 끓는 듯하더니 손가락 발가락에 물집이 생겼습니다. 하지만 에이즈라는 무서운 독이 빠져나가고 있다는 신념으로 쉬지 않고 요료법을 했습니다. 오줌을 마시기 시작한 지 두 달 보름이 지나서부터 피곤함이 없어지는 것을 느꼈기에 희망을 잃지 않았습니다. MCL회원으로 가입하고부터 '프로폴리스'도 함께 복용했습니다. 하루에 3번씩 마셨고 6개월이 지나서야 심리적인 안정이 오기 시작했습니다.

'나도 살 수 있다.'라는 자신감이 생겼습니다. 그래서인지 체중도 63kg으로 회복되었고, 오줌의 맛을 좋게 하기 위해 자연스럽게 채식으로 식단을 바꿨으며, 좋아하던 담배도 저절로 끊을 수 있었습니다. '에이즈에는 약이 없다.'라는 소리가 들릴 때마다 두려움이 엄습해 오기도 했지만, 뼈와 가죽만 남은 후에야 요료법을 시작하여 살아난 그린피스 씨의 사례를 보고 희망을 찾았습니다.

그러던 어느 날 까맣던 피부가 희어지는 것 같더니 손톱과 발톱도 유난히 빨리 자라는 느낌이 들었습니다. 힘없이 축축 늘어지는 다리가 언제부터인지 달라져 있었습니다. 혹시나 하는 마음에 검사를 다시 받아보기로 했습니다.

95년 6월 25일 K씨는 드디어 자신을 죽음의 나락으로 떨어지게 한 소식을 들었던 바로 그 병원에서 기어이 음성 판정을 받고야 말았습니다. 의사도 K씨 자신도 놀랐습니다. 의사는 도대체 무슨 약을 먹었느냐며 놀라워했지만 오줌과 프로폴리스를 먹고 나았다는 말은 차마 하기 어려워 대답을 피했다고 합니다.

처음에는 '설마 오줌이 나를 살릴까' 하며 구체적인 자살방법까지 생각했었다는 K씨, 이제는 완전히 에이즈 공포에서 벗어나 살고 있다는 사실만으로도 행복하고 감사하는 마음으로 하루하루를 살아가고 있습니다.

류머티스 관절염이 나아 건강하게 걸을 수 있게 된 수학 선생님

김학문 선생님은 서울 성동기계공업고등학교의 수학 선생님으로, 군대 복무 중이던 65년 봄부터 관절염으로 고생하기 시작했습니다. 다행히 말년이어서 통증이 심할 때면 열외로 쉴 수 있었지만 정말 고통스러운 시기였다고 합니다.

제대 후에는 심한 훈련이 없었고 많이 걸을 일도 없어서 그럭저럭 지낼 수 있었습니다. 병원에 가 보아도 신통한 처방을 못 얻는 것이 관절염 환자입니다. 하지만 나이가 들면서 심해진 관절염은 점점 정확한 일기예보가 되어 갔고, 계단 내려가기는 보통 힘든 일이 아니었습니다.

환부인 오른쪽 무릎은 누르면 아프고 평상시보다 조금만 더 걸어도 심하게 아팠습니다. 위장도 좋지 않아 김치처럼 자극 있는 음식은 먹지 못했고, 찬 것을 먹어도 어김없이 복통과 설사에 시달려야 했습니다. 게다가 환절기가 되면 알레르기성 비염으로 오른쪽 코까지 막히곤 했습니다.

이렇게 여러 가지 병으로 고생하고 있던 중에 우연히 서점에서 『기적을 일으키는 요료법』이라는 책을 발견하였습니다. 어릴 적 어른들로부터 오줌이 좋다는 말을 익히 들었던 터라 제목이 눈에 잘 띄었던 것 같았습니다.

돈 안들이고 오줌을 마시는 것만으로 고질병을 고칠 수 있다는 것이 너무도 신기해서 그날부터 새벽마다 마시기 시작했습니다. 효과는 금방 나타나지 않았지만 꾸준히 요료법을 실행했습니다. 횟수를 2~3번으로 늘리면서 9개월쯤 되자 약간 차도가 보이기 시작했습니다. 눌러도 덜 아프고 점점 걷기도 쉬워졌습니다. '정말 효과가 있구나!' 싶어 양을 늘려 나갔습니다.

지금은 하루 3∼5회 정도 마시는데, 2년이 지나니 완전히 나아지는 것을 체감할 수 있게 되었습니다. 그렇게 7년, 관절염은 물론 위장도 좋아져서 김치도 즐겨 먹고 젊어서 못 마신 술까지 조금이라도 마시게 되었습니다. 골치 아팠던 알레르기성 비염도 어느새 나았습니다. 여름이면 다른 사람들처럼 손가락 발가락 무좀으로 고생했지만 오줌 마사지로 문제가 없었습니다. 요료법 한 가지로 모든 문제점들을 다 해결 본 셈입니다.

물론 이렇게 모든 병으로부터 해방되기까지 호전반응에 시달리던 시기도 있었지만 한 번도 요료법의 효과에 대해 의심 해본 적은 없었습니다. 요료법 시작 후 한 달 정도 지나니 두통과 미열이 있었고, 4개월째부터는 설사가 시작되어 몇 개월 가기도 했습니다. 그러나 복통은 없었고 기분도 나쁘지 않은 설사였습니다. 1년이 지나서는 관절염이 있던 오른쪽 무릎 주위에 푸릇한 반점이 생겨서 아래쪽으로 이동하더니 새끼발가락까지 부어오르면서 완전히 사라졌습니다.

김 선생님은 요료법이라는 단어 대신 '영수(靈水)요법' 이라는 말을 쓰고 있습니다. '오줌은 모든 병을 고쳐주고 젊음까지 돌려주는 신령한 물' 이기 때문입니다. 7년간 주위의 여러 사람들에게 권해 보았으나, 10명 중 한두 명 정도만 따를까 나머지는 죽을병이 걸렸는데도 끝내 요료법을 받아들이지 않았다고 합니다.

당뇨가 심한데, 간 때문에 얼굴이 흙빛인데도 요료법을 못하

는 사람들을 보면 마음이 아프다고 합니다. 돈도 안들이고 고질
병을 고쳐준다는데 오줌 먹기보다 죽는 것이 더 쉽단 말인가요?

모든 분들이 돈이 들지 않고, 내 몸에서 나오는 깨끗한 생명수인
오줌으로 치유하는 요료법을 실천하여 건강해지기를 소원합니다.

숙면을 하게 만드는 오줌 덕분에 왕성하게 활동하는 손철규 목사님

손철규 목사님은 본래 신경이 몹시 예민한 분이셨는데 요료법
을 시작한 후 숙면을 할 수 있게 되었고 손자 손녀들에게도 요료
법을 시키고 있습니다. 요료법에 대한 말씀을 듣고 놀라워하던
교회 청년들도 요료법 덕분에 피부가 고와졌다고 좋아합니다.

집안 분들이 한의학 계통에 종사하고 있고 한국전쟁 때는 고
문을 당해 망가진 몸을 한의사인 장인의 도움으로 회복했던 인
연으로 목사님은 젊어서부터 동양의학에 관심이 많으셨다고 합
니다. 게다가 농촌교회 개척에 앞장서다 보니 더욱 의료보건의
필요성을 절실히 느끼게 되었고 농촌 봉침 선교회 활동을 하고
있는 감리교단의 한 목사님을 만난 후부터는 손수 양봉도 하고
꿀벌 요법에 대해 연구를 시작하셨습니다. 그러다가 프로폴리스
의 효과에 감탄하게 되어 MCL까지 프로폴리스를 구하러 오시게
된 것이 요료법의 첫 만남이었습니다.

목사님은 요료법을 시작한 이후로 인천에서 MCL사무실까지
먼 거리임에도 불구하고 한 번도 빠짐없이 모임에 참석하십니다.

그 열의로 성경의 한 구절을 요료법과 연관 지어 알려주셨습니다.

'너는 네 우물에서 물을 마시며 네 샘에서 흐르는 물을 마시라 어찌하여 네 샘물을 집 밖으로 넘치게 하겠으며 네 도랑물을 거리로 흘러가게 하겠느냐 그 물로 네게만 있게 하고 타인으로 더불어 그것을 나누지 말라' (잠언 5장 15~17절)

지금도 매일 새벽 3시면 어김없이 프로폴리스를 탄 오줌으로 양치질을 하고 나머지를 마셔야만 성경읽기와 기도로 아침을 시작할 수 있다는 목사님은 교회사역 말고도 연 2~3회의 건강세미나를 개최하고 있습니다. 앞으로 더욱 연구하여 국민건강에 일익을 담당하시겠다는 큰 포부가 아직도 청년 같으셨습니다.

혈액암을 치료한 오줌의 능력
제 남편은 2012년 1월에 희귀성 혈액암인 다발성 골수종 진단을 받았습니다. 현대의학 치료를 거절하고 신앙과 식이요법만으로 지금까지 건강관리를 하고 있습니다.

그동안은 단 한 번도 앓아눕거나 투병이란 말을 떠올리게 할 만큼 어려웠던 적은 없었는데, 20일 동안 얼굴과 손을 제외한 전신에서 진물과 피가 흘렀습니다. 그리고 피부가 검붉은 색으로 각질화되어 가렵고 따가워서 발을 동동 구르며 밤을 지새웠습니다. 잠을 거의 잘 수 없는 날이 길어지면서 의사 선생님과 전화로 상담했을 때 인근 대학 병원의 응급실에서 피부 문제에 도움을 받아 환자가 잠을 잘 수 있게 하라는 조언을 들었습니다.

하지만 마음이 내키지 않아서 하루에 2회 오줌으로 몸 전체를 마사지하고 전신에 피마자유를 바른 후 반신욕기에서 찜질을 했습니다. 그리고 비타민씨, 니아신과 같은 보충제를 병용했더니 첫날에 피부 표면의 가려움이 현격히 줄었고, 이튿날부터는 가려움이 거의 느껴지지 않게 되었습니다. 거기에 또 하나 감사한 것은 지금까지 밀린 잠을 자려는 듯이 곤하게 잘 잡니다. 그 이후 점차 회복되어 그때 이후로 재발되지 않고 있습니다.

딸의 고통스러운 발바닥 종기를 낫게 한 오줌

우리 딸이 초등학교 1학년이 되었을 즈음 발바닥에 사마귀가 생기기 시작했습니다. 사마귀가 발바닥 전체로 퍼지며 고통스러워하기에 피부과에 데려갔습니다. 의사 선생님은 사마귀가 피부 속 깊숙이 뿌리를 잡고 있기 때문에 완쾌가 될 수 없다고 했습니다.

아파하는 딸의 모습을 보자니 가만히 있을 수가 없었습니다. 그러던 중 요료법 책을 권유 받아 읽게 되었습니다. 자기 오줌을 오래 두었다가 환부에 바르면 효과가 있다는 말에 그 즉시 딸의 오줌을 병에 담아 2주간 삭혔습니다. 삭힌 오줌을 대야에 받아 발을 담구기도 했고 잘 때는 거즈에 적셔서 발바닥 전체를 비닐로 씌우고 양말을 신겨서 재웠습니다. 바를 뿐만 아니라 마시는 것도 병용했습니다.

딸이 오줌 마시기를 싫어했지만 사마귀의 고통이 훨씬 컸기 때문에 다행히 어렵지 않게 설득시킬 수 있었습니다. 이 과정을 4~5일 정도하고 다시 병원에 가니 의사가 놀라워할 정도로 발이 회복되었다는 검사 결과를 받았습니다.

한 달 동안 지속하면서 신기하게도 발의 통증이 사라지게 되었고, 이틀에 한 번씩 전자레인지에 오줌을 데워서 사용하는 등 요료법을 다양하게 적용해 보니 완전회복을 할 수 있었습니다. 34세인 지금도 발에 아무 문제가 없이 잘 걸어 다니고 있습니다. 여러분들도 포기하지 않고 꾸준히 요료법을 실천한다면 어떤 고질병도 완전회복을 할 수 있습니다.

조울증과 돌발성 난청을 치료한 경산님

저는 1979년 5월부터 조울증으로 평균 2~3년에 한 번씩 입원했었습니다. 조울증이란 조증과 우울증이 반복적으로 나타나는 질병이며, 기분의 진폭이 정상인에 비해 상당히 큰 것이 특징입니다. 대개 한두 달 입원 후 퇴원하여 통원치료로 약의 복용량을 조절하며 치료를 합니다. 하지만 저는 퇴원 후에 약을 복용하다가 곧 중단하여 입원하기를 반복했습니다.

1990년경 6번째 입원하기 위해 병원을 가니 담당의사가 약에 내성이 생겨 치료가 어렵다며 입원을 거절했습니다. 고민하고 있던 중 어떤 스님이 스님들은 조석으로 오줌을 마시면서 건강을 지키는 경우가 많다며 요료법을 권했습니다. 약도 듣지 않는 상황에 이 방법 밖에 없다는 생각이 들었고, 아침과 저녁에만 열심히 마시기 시작했습니다.

2년쯤 지나자 머리에서 찌릿찌릿하며 약한 전기가 흐르는 것 같은 현상이 몇 차례 있었습니다. 그리고 호전반응으로는 무척 졸렸던 기억이 있습니다. 3년이 지날 때, 기분의 진폭이 상당히 적어졌고 입원하지 않고도 조울증에 압도되지 않았습니다. 그 후로는 지금까지 한 번도 입원하지 않았습니다. 완치된 것입니다.

건강을 되찾게 되자 오줌을 조금씩 마시다가 그만두었습니다. 하지만 아프면 요료법으로 치료하겠다는 결심은 하고 있었습니다. 그러다 1999년 3월에 갑자기 왼쪽 귀가 들리지 않았습니다. 가까운 병원에 가서 치료했지만 낫지 않았고 큰 병원에 가도 차도가 전혀 없었습니다.

'돌발성 난청' 즉, 원인은 모르는데 귀가 들리지 않는 병입니다. 한방병원에 가서 침도 맞고 한약도 먹었으나 치료되지 않기는 마찬가지였습니다. 이때 요료법을 생각하지 못한 것이 지금도 몹시 후회됩니다. 그렇게 저는 치료를 포기하고 15년을 그냥 보낸 후 S대학 병원에서는 왼쪽 귀는 치료가 불가능할 정도로 큰 소리도 식별하지 못하니 보청기를 심는 수술을 권했지만 거절했습니다.

　2013년엔 임파선이 붓고 무릎이 아프고 역류성 식도염이 생겼습니다. 병을 치료하기 위해 양약을 먹으면 잠깐 낫는 것 같다가도 재발하곤 했습니다. 온갖 병들이 한꺼번에 찾아와 감당하기 힘들었습니다. 그래서 저는 아내와 상의하여 2015년 3월 1일부터 요료법을 다시 시작했고 아침저녁으로 200cc가량의 오줌을 마셨습니다. 강국희 박사님의 심소동 건강법을 바탕으로 운동과 참선을 병행했습니다. 두어 달 후부터는 임파선의 붓기가 없어지고 역류성 식도염 증상이 완화되었으며 오른쪽 무릎도 많이 좋아졌습니다.

　호전반응으로는 졸음이 심하게 찾아왔고 두 달 동안 설사를 했습니다. 그리고 한두 번씩 10여 초 두통이 스치듯 지나가는 현상이 있었습니다. 뾰루지와 종기가 한두 개씩 생겼다가 별도의 치료 없이 치유되기도 했습니다.

　호전반응이 지나고 여러 가지 병이 나으니 왼쪽 귀를 치료하고 싶은 욕심이 생겼습니다. 더 실행해 볼 수 있는 요료법이 요단식 밖에 없었습니다. 요단식을 하려면 금연은 필수였습니다. 그래서 2017년 5월 1일부터 보건소 상담요원의 도움을 받으며 금연을 시작했습니다. 금연 시작 두 달 후부터 이틀 단식으로 시작하여 3일 단식을 했습니다.

　8월 말, 단식이 끝나고 가급적이면 나오는 오줌을 모두 마시려고 했습니다. 또한 취침 직전에 귀에 오줌을 서너 방울씩 넣었습니다. 10월 중순, 며칠 귀에서 뭐가 조금씩 흘러나오는 것처럼 가렵더니 왼쪽 귀가 80데시벨 정도의 소리를 들을 수 있게 되었습니다. 아직 완쾌는 되지 않았지만 음성이 식별되니 보청기를 하면서 포기하지 않고 오줌을 귀속에 넣고 마시고 있습니다.

요료법으로 앓던 모든 병이 나은 최영식님

남편인 최영식(54세)은, 혈압이 수축기에는 240, 이완기 170으로 보통 사람보다 높은 편이어서 중풍을 앓은 적도 있습니다. 또 젊은 시절에는 폐병으로 요양소에도 머물렀던 경험도 있으며, 결핵약을 많이 복용한 탓인지 대장 건강이 좋지 않아 매 식사 후 항상 화장실로 달려가야만 했습니다. 외식은 할 수 없을 정도였고 변을 볼 때는 혈변이 나와서 항상 힘들어 했습니다.

그런데 요료법을 통해 혈압은 물론, 대장 기능과 혈변이 모두 좋아졌습니다. 요료법 초기에는 호전반응으로 몇 년 동안 목, 가슴 등의 부위에 발진이 생겼으며 설사도 오래했었지만 지금은 모두 정상적으로 돌아온 상태입니다.

저의 남편은 오줌을 '업장소멸수'라고 이야기합니다. 남편의 말에 따르면, 사람은 업으로 인해 태어나고 업이 겹치면 그것이 불치의 병으로 나타나기도 하는데 업이 사라져야만 병이 낫는다는 것입니다. 이러한 관점에서 요료법은 병을 낫게 해주는 가장 확실한 길이므로, 바로 전생의 업을 소멸해 주는 업장소멸수가 되는 것이라고 늘 말하곤 합니다.

또 작년 겨울에는 제 남편이 코감기가 한 달이 지나도록 낫지 않더니 냄새도 맡지 못하고 숨을 쉬지 못할 정도로 심해졌습니다. 병원검진 결과, 코 안에 수종이 꽉 차있는 것이 발견되어 수술을 권유 받았습니다. 이것은 평소에 실시하던 요료법을 잠시 멈추고 나서 생긴 일이었습니다. 이에 남편은 다시 오줌을 종일 복용하며, 동시에 코 속에도 오줌을 넣어서 씻어 내었습니다. 그러자 약 2주 후 차도가 보이더니 1개월 정도 지나자 깨끗이 완치 되었습니다.

요료법의 효과를 본 임영애님의 지인들

침을 많이 흘리고, 목 피부가 헐었으며 태열이 있는 지인의 손자

아기의 기저귀를 벗기고 맨 바닥에서 놀게 두다가 오줌을 누면 그 오줌으로 목, 얼굴, 온몸에 발라주며 아기가 오줌 위에서 놀도록 하였습니다. 매일 하루에 한 번씩은 꼭 그렇게 하도록 권하였습니다. 그랬더니 태열이나 알레르기, 땀띠, 침을 흘려 피부가 헌 것은 며칠 내에 사라졌고 아기도 너무 즐거워했습니다. 오줌의 효능을 어릴 적부터 가깝게 해줄 수 있는 방법도 되어서 더욱 좋은 기회였다고 합니다.

화상환부가 치료된 대학생 박초희님

난로에 허벅지를 데었는데 잘 낫지 않고 점점 심해진다고 문의해 왔었습니다. 이에 묵혀놓은 본인의 오줌 조금 담아 주어 거즈를 덮고 지속적으로 적시어 주라고 했습니다. 그날 밤, 호전반응의 일종으로 환부가 지글지글 가렵기 시작하더니, 곧 화기가 빠져나오고 며칠 뒤에는 흉터 하나 없이 잘 나았습니다.

중이염이 완치된 비구니 스님(30세)

몸이 불편해서 치료를 위해 잠시 집에 기거하던 중에, 중이염이 생겼다는 말을 듣고 본인의 묵은 오줌을 귓속에 하루 몇 차례씩 넣어 주라고 말씀드렸고, 약 5일 정도 후에 완치되었습니다. 반면에 똑같은 시기에 중이염을 앓던 다른 어떤 분이 또 계셨는데 요료법을 하지 않으신 그분은 15일 이상 병원치료를 하고도 낫지 않았습니다.

골절상이 빠르게 회복된 김영광님(60세)

저와 같은 신도회 회장님으로 평소 당뇨도 있어서 늘 요료법을 권하고 있던 중 하루는 넘어져서 손목뼈가 부러졌습니다. 사고 이후, 하루도 거르지 않고 열심히 오줌을 복용했는데 초기 호전반응으로 하루 5회씩 25일간 설사를 했습니다. 설사는 곧 멎었고, 결과적으로 보통 성인의 경우 45일 이상 되어야 뼈가 완전히 붙는데 연세가 있으심에도 불구하고 25일 만에 뼈가 붙어 깁스를 풀 수 있었습니다. 그리고 설사를 그렇게 했는데도 전혀 건강에 이상이 없고 오히려 몸이 가벼워졌습니다. 지금도 열심히 요료법을 하고 있습니다.

어릴적 동상 치유 경험이 있는 약 60세 되신 여성분

남편이 베트남전쟁 참전 이후 고엽제 때문에 병이 생긴 것 같다며 온몸에 피부가 뱀 껍질처럼 벗겨지는 증세를 이야기하였습니다. 여러 증상을 들어본 결과 요료법이 가장 좋은 치료법이라 판단되어 먼저 요료법의 효능을 설명하고 관련 서적을 읽어볼 것도 권하였더니 갑자기 자신의 어릴 적 경험담을 이야기해 주었습니다.

초등학교 다닐 때 동상으로 손톱 발톱이 다 빠졌는데 아버지가 학교에서는 오줌을 누지 말고 참고 집에 와서 누도록 했다고 합니다. 오줌보를 잡고 뛰어서 집에 와서 요강에 오줌을 누고 손발을 담그기를 300번을 천천히 반복하였는데 손톱, 발톱이 다 자랐다고 합니다. 그래서 어릴 적 경험을 통해 요료법의 효능을 알고 있던 이분께 현재 남편이 겪고 있는 증상을 위해 꼭 요료법을 실시하도록 권해드렸습니다.

한 여성분의 피부 상담중 들은 불임치료제로 사용되는 오줌

지인 중 한 분께 요료법을 설명하며 권하였더니, 잘 실시해서 효과를 본 사례를 보내주었습니다. 그분의 사례 중, 자신은 아기 셋을 낳았는데 임신 때마다 6개월씩 녹십자에서 요를 수거해 갔다고 합니다. 녹십자는 임산부의 오줌이 불임에 효능이 있다는 것을 확인하고, 수거해 간 임산부의 오줌으로 불임증 치료제를 만들고 있었기 때문이었습니다.

이외에도 고급 화장품 성분이 돼지 오줌에서 추출한 성분을 쓴다는 것을 많은 분들이 알고 있다고 했습니다.

또 이분은 김치를 담그거나 빨래를 한 후 손이 거칠어지는 것을 막기 위하여 요료법을 활용하였습니다. 손을 오줌에 담그고 마사지하여 말리고 잠을 자면 거칠던 손이 깜짝 놀랄 만큼 부드러워졌고, 그래서 고무장갑을 쓸 필요도 없었다고 합니다.

신우염으로 고생을 해 온 55세의 이순영님

가능하면 약을 먹지 않고 낫는 방법을 오랫동안 찾으시다가 저에게 상담을 요청하셨습니다. 이에 요료법을 권해드렸는데, 처음에는 신우염 때문에 오줌 양이 적고 소태처럼 쓴 맛이 나서 복용하기를 힘들어 하셨습니다. 또 병원에서는 수분과 염분이 포함되어 있는 음식을 일체 먹지 않을 것을 권했기 때문에 물을 먹을 수 없다며 요료법 실시에 대해 주저했습니다.

이분의 상태를 고려하여, 물은 식사 시에만 반 컵씩 먹는 것으로 권유했고, 그 수분을 통해 나오는 오줌을 매일 복용하도록 했습니다. 초기 호전반응으로 설사를 하루 4~5회 정도, 약 2개월 간 하다가 2개월 후부터 하루에 한 번씩은 설사를 했습니다.

또 요료법 실시 이후 80일 쯤에는 위를 꼭꼭 찌르고 끊어내는 것 같이 아픈 증세가 꼬박 이틀 동안 지속되었다고 합니다. 그동 안 먹었던 약 때문에 위가 몹시 나빠져 있었기 때문이었는데 다 행히도 잘 견디어 주었습니다. 심할 때는 오줌을 먹으면 노란 변 까지 나왔는데, 그래도 참고 계속 오줌을 복용했습니다.

빈속에 오줌을 마실 때는 위 통증으로 마시자마자 바로 토해 내면서도 환자의 신념으로 견디어 낸 후에, 마지막으로 미음같 이 생긴 하얀 액체를 다 토한 후 위 통증이 멈추고 마침내 편안 해졌다고 합니다.

요료법은 2001년 3월 30일에 시작하여 현재는 위도 편안하고 붓는 증세도 많이 사라져 가족과 친구들이 모두 알아볼 만큼 좋 아졌으며 지금도 정말 열심히 마시고 있습니다. 지금은 수분도 많이 섭취하고 반찬에 간도 조금씩 넣어 먹는데도 붓지도 않으 니 요료법을 더욱 열심히 한다고 합니다. 이 환자분의 경우 고통 에도 불구하고 요료법의 효능을 믿고 견뎌 냈기에 더욱 큰 효과 를 볼 수 있었습니다.

건선, 안구건조증, 빈뇨가 사라진 요료법 실천자 이명화님

2년 전(2016년) 여름, 갑자기 건선이 심해져서 피부과를 찾게 되었습니다. 병원에서는 2개월 분량의 약을 처방해 주었고, 피부 관련 약이 독한 것을 알고는 있었지만 다른 선택지가 없었기 때문에 먹기 시작했습니다.

그런데 시간이 지나도 병세가 좋아지지도 않고, 약의 독성으로 위가 너무 아팠기 때문에 더 먹을 수가 없었습니다. 그래서 바르는 약으로만 치료하고 싶었는데, 그것은 약효가 전혀 없었습니다. 그렇게 건선으로 고생하던 중 김정희 회장님을 만났고, 요료법을 추천받게 되었습니다.

저는 요료법 실시를 결심했고, 붉어졌던 손에 약 8년 숙성된 오줌을 바른 후 면장갑을 끼고 잤습니다. 그런데 놀랍게도, 어떤 약으로도 치료할 수 없었던 병이, 다음날 아침부터 눈에 띌 정도로 빠르게 나아졌습니다. 그리고 요료법 실시 2년째가 되는 지금은 건선이 완치되었습니다.

의사는 불치병이라고 했지만 하루 오줌의 2/3를 아침저녁으로 마시고, 1/3은 마사지용으로 바르니 완전히 치료할 수 있었던 것입니다. 이렇게 오줌을 마시고, 또 바르면서 건선의 가려운 증상들은 모두 사라졌습니다. 스트레스를 받을 때마다 느꼈던 빈뇨의 증상도 사라졌고, 하루에 안약을 한두 번씩 넣어야만 했던 안구건조증 또한 손에다 오줌을 받아서 세안을 했더니 완전히 사라졌습니다.

한번은 뛰다가 넘어져서 얼굴에 상처가 났는데, 발효된 오줌을 바르고 흉터 하나 없이 깔끔하게 나았습니다. 오줌은 숙면에도 도움이 되어 수면 시에는 깊은 잠을 잘 수 있게 되었습니다. 저는 지금 어떤 병치레도 하지 않을 만큼 건강합니다.

극심한 호전반응을 잘 참고 견딘 이정숙님

이정숙 씨는 58세로 독실한 가톨릭 신자로서 열심히 포교생활을 하는 분입니다. 그녀는 요료법을 시작한 지 2년 만에 많은 병들이 치유된 것에 대해 기뻐합니다. 26년 전부터 알레르기성 비염, 당뇨로 인해 생긴 방광염과 야뇨증, 관절염 등으로 이루 말할 수 없는 고통에 시달려 왔지만 요료법으로 이 모든 병들이 다 나았으니 그녀의 요료법에 대한 믿음은 실로 대단합니다.

그러던 어느 날, 그녀는 30년 전 치료를 받은 어금니를 다시 씌우기 위해 치과에 갔다가 치료가 거의 끝나갈 무렵 이가 삼분의 일 가량 부서지더니 잇몸에 상처가 생기고 곪기 시작했습니다. 치료도 소용없었고 약도 5일간이나 복용했으나 아무런 효과가 없었습니다. 다행히 통증은 심하지 않았는데 불현 듯 소녀시절에 잇몸에서 고름이 나서 고생했던 기억이 떠올랐습니다.

그래서 이 현상이 '오래 묵었던 병들을 하나씩 나타나 고쳐지는 요료법의 호전반응인가?' 하는 생각이 들었습니다. 주위 사람들은 아프지 않고 잇몸이 헐고 고름이 생기는 것을 보면 암이 아니겠느냐며 걱정을 했습니다.

이때 김정희 선생님께 전화상담을 하고 호전반응임에 틀림없다는 확신을 갖게 되어 치과에도 가지 않고 약도 끊으며 오줌을 입에 머금었다가 삼키는 방법으로 열심히 요료법을 했습니다. 약한 달을 요료법을 하다가 도저히 견딜 수 없어서 치과에서 X-ray 검사를 받으니 어금니를 빼러 2주 후에 오라는 검진결과를 받았습니다. 그래서 그동안 열심히 요료법을 한 결과 잇몸에 생긴 팥알보다 큰 환부는 점점 작아졌고 마침내 고름도 나오지 않고 바늘만한 상처만 남게 되었습니다. 2주 후에 약속한 대로 치과에 갔더니 어금니를 빼지 않아도 된다는 진단을 받았습니다.

그런데 얼마 지나지 않아 또 다시 입안이 헐어 고름이 나오는 것이었습니다. 그러다 5일이 지나니 다시 조금 나았다가 또 열흘 후에 재발이 되고 또 며칠 후면 다시 낫고 하기를 한 달이 지났을까? 이제는 완전히 깨끗해지고 새살이 나와 아무렇지도 않게 치유가 되었습니다.

그녀는 김정희 선생님과의 상담으로 용기를 얻고 요료법을 포기하지 않으며 열심히 실천하고 있습니다. 병원과 약국을 수시로 드나들며 의사와 약만을 유일한 해답이라고 여기는 시대입니다. 또 이 병원에서 빨리 낫지 않으면 저 병원으로 옮기고 또 다른 병원으로 전전하는 사람이 많습니다.

이런 세태 속에서 주위의 모든 걱정과 조언에 아랑곳 하지 않고 의연하게 요료법만을 고집하며 자신의 건강을 지킨 그녀의 믿음에 찬사를 보내며, 지금도 호전반응으로 시달린다거나 요료법에 대해서 회의를 가져 우왕좌왕하는 실천자 분들에게 이 글이 조금이나마 도움이 되기를 바랄 뿐입니다.

눈, 건선, 고지혈, 암치질, 무좀, 발 습진이 나은 조용희님

2010년도 어느 날 인터넷에 젊은 친구가 요료법 관련 글을 올려놓은 것을 보았습니다. 나도 한번 요료법을 시도해 보아야 되겠다고 생각했습니다. 2010년 4월 10일부터 맥주잔으로 매일 아침에 한 잔씩 오줌을 받아서 마셨습니다.

23년이라는 세월동안 건선피부로 고생했는데 어느 날 일을 하고 집에 와서 바지를 걷어 보니 지긋지긋하던 건선 피부병이 흔적도 없이 사라졌습니다. 그리고 무좀과 발의 습진을 고치기 위해 한 달 묵은 오줌을 발에 30분가량 담구었다가 깨끗하게 씻는 것을 반복했더니 발바닥 속에서 습진이 터져 나왔고, 그 후로부터는 습진이라는 것은 모르고 여름을 잘 보내고 있습니다.

늘 가지고 있던 고지혈증도 없어지고 병원에서 대장내시경을 해보니 항문에 암치질이 흔적 없이 사라졌습니다. 오줌을 받아서 자기 전에 한 방울씩 넣었더니 어느 날 눈이 확 밝아지는 것 또한 경험했습니다. 요즘에는 귀에도 두 방울씩 넣어보기도 하고, 가끔 세수도 하고 머리도 감고 있습니다. 요료법 책을 보면서 다양한 체험담을 적용하면서 그 효과를 모임을 통하여 주위에 알리고 있습니다.

비염과 멀미가 사라진 이소라님

저에게 요료법을 알려주신 김정희 회장님께 진심으로 감사드립니다. 감기에서 암까지 돈을 들이지 않고, 약이 필요 없는 자가치료인 요 건강법을 실천해 보니 정말 좋았습니다.

제가 실천한 요료법은 매일 아침 첫 소변의 처음 것을 약간 흘려버리고 1컵, 아침식사 후 1컵, 점심식사 후 1컵, 저녁식사 후 1컵, 잠자기 전에 1컵씩 마셨습니다. 그랬더니 식사 후마다 불편했던 위가 편해져서 소화제가 필요하지 않았습니다.

또한 눈에 하얀 백태와 코에 비염이 있었는데, 끊임없이 눈과 코에 넣었더니 말끔하게 사라졌고 목이 아팠던 통증은 덤으로 사라졌습니다. 뿐만 아니라 벌레에 물려 가려울 때 발랐더니 가려움이 해소되었으며 비행기와 버스타기 전에 1컵 마시니 긴 여행 중에도 멀미가 없었습니다.

요료법을 하면서 야채, 과일, 물 등 건강한 음식을 먹은 날의 소변 맛과 뷔페음식, 인스턴트 음식 등 기름기가 많은 음식을 먹은 날의 소변 맛이 다르다는 것을 알게 되었습니다. 자연식을 섭취한 날의 소변은 맑고 먹기에도 역겹지 않았으나 육식 위주의 식사를 한 날의 소변은 탁하고 짜고 냄새도 별로 좋지 않아 자연히 건강식 위주의 식사를 할 수 있게 되어 일석이조의 효과를 보고 있습니다. 요료법이야말로 고통 없이, 신속하고 안전하게, 비용 없이 실천할 수 있는 만병통치약인 것 같습니다. 감사합니다.

MCL연구회 이해영 사무장의 체험담

1989년 10월, 아내(김정희 회장)가 「불광」에 요 건강법을 소개한 후 그해 11월부터 요 건강법에 대한 문의 전화가 오기 시작했습니다. 서울은 물론, 전국 곳곳에서 전화가 왔습니다.

1990년 봄부터 요 건강법으로 효과를 본 환자들의 감사 전화도 받게 되고, 심지어 집까지 찾아와 고맙다는 인사를 하고 가는 환자를 보면서 나 자신도 오줌을 마셔 봐야겠다고 생각했습니다. 하지만 쉽지 않았습니다. 아내가 옆에서 권하기도 했지만, '내일 아침부터는 꼭' 하면서도 얼마나 많은 시간이 지났는지 모릅니다.

사실 저는 그간 여러 가지 병으로 시달려 왔습니다. 겨울이면 꼭 찾아오는 감기, 그 감기로 시작한 기침이 이듬해 초봄까지 계속된 것이 근 20년도 넘었습니다. 이러다가 나이가 더 들면 천식이 되지 않을까 하여 걱정이 태산이었습니다.

또한 여름에는 다리에 습진이 어김없이 찾아왔고, 1980년부터는 혈압이 높아 서울대병원 가정의학과 허 교수님을 주치의로 하고, 한 달에 한 번씩 검진을 받았으며, 혈압약을 매일 먹었습니다. 간도 좋지 않아 두 가지 약을 복용한 지 10년이 지났습니다. 약은 10년 동안 하루도 빠짐없이 복용했지만 본태성 고혈압인 탓인지 계속 먹어야 된다는 것이었습니다.

이런 저의 건강상태를 늘 걱정하다 보니 아내가 민간요법에 관심을 갖게 되었습니다. 한약도 먹어 보고, 민간요법으로 겨울이면 토종꿀과 모과차, 마늘요법 등으로 그런대로 조심조심 살아왔습니다.

요 건강법에 관한 문의 전화는 날로 더해가고, '아내도 먹고 있는데 왜 못하겠는가.' '꼭 해야지.' 하고 벼르다가 1990년 7월 4일부터 먹기 시작했습니다.

그 당시 제 오줌에는 단백뇨, 요산이 많았습니다. 오줌은 항상 거품 투성이었습니다. 요료법 실시 3개월 후 병원 검진 결과, 요산도 줄고 간과 혈압도 좋아졌습니다. 그래도 겁이 나서 혈압약은 뗄 수가 없었습니다. 간장약도 이틀에 한 번 정도로 줄이기는 했지만, 뗄 수는 없었습니다.

그런데 지금 생각하면 일종의 호전반응일까? 2개월 후 갑자기 팔 다리에 습진이 생겨 피부과를 찾아가기도 했습니다. 3개월쯤 지나서는 병원약을 거의 다 떼다시피 했는데, 혈압을 재면 그토록 내려가지 않던 혈압이 90으로 내려갔습니다. 그리고 늘 외출했다가 집에 돌아오면 누워 한잠 자야만 하던 피로감이 언제부턴가 없어졌습니다. 신기할 만큼 건강에 자신이 생겼습니다.

1991년 여름, 무심코 손등을 보니 그처럼 지저분하게 보였던

검버짐이 줄어들었고 그나마 있는 것도 색이 희미해져 갔습니다. 지금은 피부가 아주 깨끗해지고 용모도 전보다 젊어졌습니다. 겨울마다 찾아오던 감기 기침도 지금은 하지 않고 혈압도 정상, 간장도 정상, 그처럼 다달이 다니던 병원에 안 간지 거의 8년이 되어갑니다. 물론 건강진단은 받고 있습니다.

참으로 감사한 일입니다. 저는 아내와 함께 환자 한 사람이라도 더 치유할 수 있는 요 건강법을 널리 알리는 데에 온 힘을 다할 생각입니다.

오줌으로 물집을 치료한 야구선수들

마운드 위에서 멋있게 공을 던지는 투수들에게는 남모를 고충이 있습니다. 그것은 바로 손가락 물집입니다. 일반인에게 물집은 조금 기다리고 관리 잘해주면 일상생활이 문제가 될 것 없지만, 투수에게 물집은 실전에 치명타를 미쳐서 작지만 무서운 존재입니다. 혹여나 경기 중에 터지기라도 하면 어쩔 수 없이 마운드를 내려가야 합니다. 그렇기 때문에 크게 고통스럽지는 않는데도 마운드를 내려가야 하는 선수의 마음은 타들어 갈 수밖에 없습니다.

투수의 손가락에 물집이 생기는 근본적인 원인은 땀입니다. 땀 때문에 손이 축축해진 상태에서 로진을 만지면 갑자기 건조해집니다. 이 과정에서 살갗이 갈라지게 되고, 강한 힘으로 공을 반복해서 던지면 물집이 생기게 되는 것입니다.

이렇게 손가락 물집으로 고생하는 선수들 사이에서 자신의 오줌을 환부에 묻히는 것이 널리 사용되는 방법이라고 합니다. 야구의 본고장인 메이저리그에서 리치 힐, 류현진(로스앤젤레스 다저스), 제임슨 타이언(피츠버그 파이리츠)이 대표적으로 오줌 요법을 사용하는 선수로 알려져 있습니다. 그리고 MLB 통산(1990~2008) 홈런 332개를 때린 강타자 모이세스 알루는 현역 시절 배팅 장갑을 끼지 않고 맨손으로 방망이를 휘두르기로 유명했었습니다. 대신 그는 물집이 생기지 않도록 매 경기 오줌을 손에 묻혔다고 합니다. 알루는 당시 기자들에게 "내가 손에 뭘 발랐는지 안다면 나와 악수하고 싶지 않을 것"이란 농담을 건넸을 정도였습니다.

그리고 우리나라에는 넥센 히어로즈의 신재영 투수가 오줌을 이용하는데, 한 언론사의 인터뷰에서 "처음에는 찝찝했는데, 최근에도 계속해서 하고 있다. 물집이 생긴 뒤 손가락이 아무는 데 도움이 되는 것 같다"고 밝혔습니다.(출처 스포츠조선(http://news.chosun.com/site/data/html_dir/2018/05/19/2018051900040.html), 연합뉴스(http://www.yonhapnews.co.kr/bulletin/2018/05/18/0200000000AKR20180518020700007.HTML?input=1195m)

얼굴 찰과상을 요습포로 치료한 조순주님

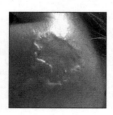

2014.12.31 _ 바닥에 얼굴을 심하게 찧었습니다. 며칠 전에 손에 상처가 났을 때 죽염을 뿌리니 금방 좋아졌던 경험이 있어서 죽염을 뿌려보았습니다. 며칠 동안 통증이 심해지며 고

통스러워 중단했습니다. 그러다가 인터넷 요료법 카페를 방문하여 자문을 구해 보니 묵힌 요가 좋다고 하였습니다. 마침 묵힌 요가 있어서 냄새를 무릅쓰고 솜에 묻혀서 요습포를 시작했습니다. 그러니 곧 딱지가 앉았습니다.

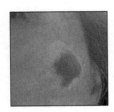

2015.1.16 _ 요습포를 하는 동안에 딱지가 벗겨지기 시작했습니다.

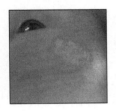

2015.2.6 _ 상처 재생이 더딘 것 같아 피부과를 방문했습니다. 의사는 재생연고를 처방해 주었는데 별로 효과가 없었습니다. 그래서 그냥 요습포를 지속하니 환부가 발갛게 상기 되면서 (뭔가 피가 소통이 되는 것 같은 느낌이었습니다.) 조금씩 빨갛던 상처가 서서히 줄어들었습니다. 처음엔 묵힌 요로 시작을 했지만 묵힌 요는 너무 독한 것 같아서 갓 받은 요로 바꾸어 치료를 이어갔습니다.

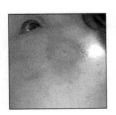

2015.3.6 _ 참 신기한 건 딱지가 한 번 떨어져 나가고부터는 요습포를 하는 동안 딱지가 생기지 않았습니다.

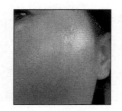 **2016.1.20** _ 1년 정도가 지나니 상처가 약하게 남아 있지만 피부 속에서부터 치유되어 가는 모습을 지켜보게 되었습니다. 지나고 생각해 보니 요습포를 하며 환부가 벌겋게 상기되는 것은 피하 속에 있는 어혈을 뽑아내는 것이 아닌가 짐작됩니다. 환부가 상기가 되고 나면 훨씬 빨리 치료가 된다는 것을 알았습니다. 치료과정을 기록하면서 요료법이 상처에 미치는 역할에 대하여 많은 것을 알게 되었습니다.

화농성 여드름과 알레르기성 피부염을 낫게 한 요료법

나의 아버지는 젊었을 때 아주 심한 여드름으로 고생하셨습니다. 그의 얼굴엔 온통 여드름과 농포 투성이었습니다. 동네의 의사가 전혀 도움을 주지 못했는데 어느 날 어떤 분이 아침 오줌으로 세수를 한 후 몇 분 스며들게 하고는 물로 씻으라고 했습니다. 낫고자 하는 의지가 강하셨던 아버지는 그분의 말대로 했고 3주일 후에는 심한 여드름에서 해방되었습니다. 나의 남편도 이와 비슷한 방법으로 가슴과 복부 주위에 난 알레르기성 피부염을 아주 성공적으로 치료했습니다. 피부 질환에 믿음을 가지고 요료법을 사용하면 그 어느 약보다도 확실하게 치료가 되어 건강한 피부를 얻을 수 있다고 확신합니다.

고질적으로 재발하던 다래끼를 낫게 한 요료법

나는 고질적으로 재발했던 눈가의 다래끼를 오줌으로 치료하였습니다. 나는 4년 전부터 설폰아미드 연고 등 여러 가지 처방 연고에도 없어지지 않고 끊임없이 이어지는 다래끼에 시달리고 있었습니다. 안과의사는 내 눈꺼풀이 약해서 할 수 없이 이 질병을 늘 달고 살아야 한다는 진단을 내렸습니다. 요료법을 처음 접하고 직접 시작하기 전에는 많은 의심을 했지만 손을 오목하게 만든 후 받은 오줌에 눈을 대고 깜빡거리며 넣기 시작한 후 다래끼는 점점 작아지고 재발의 간격도 매우 멀어졌습니다. 업무가 과중하여 스트레스가 심하고 매우 바빴던 시기에는 안타깝게도 다래끼가 재발했는데, 고름이 끼고 통증이 심했습니다. 그러나 집중적인 오줌치료를 시작한 3일 후가 되자 다래끼는 염증도 남기지 않고 없어졌습니다. 그 이후로 오줌치료로 곧 없어지는 아주 경미한 염증이 한두 번 있은 후, 이제 나는 대부분의 시간을 염증 없이 지내고 있습니다. 나는 지금도 예방 차원에서 아침저녁으로 눈을 오줌으로 한 번씩 닦아줍니다.

해외 체험담

요료법으로 당뇨를 고친 사람들

FS님 여성

당뇨병 상태가 심각했을 때 친구의 권유로 요료법을 시작했습니다. 오줌을 마시기 전에는 죽음이 가까이 왔다고 생각했습니다. 하지만 요료법을 시작한 지 4년이 된 지금은 혈당치만 높을 뿐 다른 것은 모두 정상으로 건강합니다. 이전에는 강압제를 복용해도 혈압이 180/100이었는데, 이제는 약을 복용하지 않아도 110/65로 안정적입니다. 콜레스테롤 수치도 150~170정도로 문제가 없습니다. 게다가 피로감을 느끼지 않고 항상 기분이 좋습니다. 혈당치가 개선되지 않는 것은 평소에 과식하기 때문인 것 같아 식습관을 개선하면 충분히 좋아질 것 같습니다. 중증의 당노병이 지금은 아주 좋아지고 회복력이 생겨 상처도 금방 아물게 되었습니다.

요료법을 하면서 호전반응으로 과거에 앓던 자잘한 병이 나타났습니다. 예를 들면 치질, 목 아픔, 손 저림, 입맛 없음, 부종 그리고 설사까지 3년 정도 계속되었습니다. 지금은 호전반응과 병상이 사라진 것뿐만 아니라, 머리카락도 까맣게 되어 오줌의 능력에 감사하고 있습니다.

YK님 여성

결혼한 지 10년이 지나도 아이가 생기지 않아 유명하다는 불임전문병원을 찾아다녔습니다. 여자로서 품에 내 아이를 안고 싶은 마음이 간절했습니다. 하지만 좋은 결과가 나오지 않아 거의 체념하다시피 한약을 3년간 먹었습니다. 그 사이에 치료한 자궁내막염이 재발하여 자궁근종도 생겼습니다. 임신을 준비하니 학생 때 앓았던 당뇨병도 걱정이 됐습니다.

이전에 요료법 책을 서점에서 읽은 적이 있었지만 실행할 자신이 없었습니다. 하지만 35세가 될 무렵, 요료법을 마지막 방법으로 여기고 실천하기로 마음먹었습니다. 책을 꼼꼼하게 읽으면서 1993년 12월 중순경부터 아침저녁으로 50cc씩 마셨는데, 아침에는 프로폴리스를 넣어 마셨습니다.

일주일이 지났을 무렵 여태 경험하지 못한 설사(노란 물 같은 설새)를 아주 많이 했습니다. 그리고 목젖 주위가 허옇게 되는 등 몸 상태가 그리 좋지는 않았지만 호전반응으로 생각하며 요료법을 지속했습니다.

그러자 1994년 2월초 너무나 기다리던 아이가 생겼습니다. 제 몸에 기적이 일어났습니다. 저는 중단하지 않고 임신 중에도 계속 오줌을 마셨습니다. 그리고 그해 사내아이를 분만했습니다. 그 후 산부인과 검사를 받았는데, 근종을 발견할 수 없었고 당뇨병의 수치도 정상으로 돌아왔습니다. 저도 신기했지만, 의사도 이런 케이스의 임신과 출산을 놀라워했습니다.

NK님 남성

저는 당뇨병 외에도 심한 허리와 무릎 통증, 협심증, 백내장, 고혈압 등이 있어 의사의 처방으로 많은 약을 복용했었습니다. 우연한 계기로 요료법 책을 읽었고 바로 결심하여 1992년부터 마시기 시작했습니다. 이후 3년간 하루도 빠짐없이 오줌을 마시고 있습니다. 하루에 네 번 각 150ml 마시는 것뿐만 아니라 눈에도 넣고 있습니다. 오줌을 마시기 시작하고부터 잠이 잘 오고 허리와 무릎의 통증도 거짓말처럼 좋아졌습니다. 위장상태도 좋아져 변도 잘 보게 되었습니다. 또 감기도 잘 걸리지 않고, 협심증, 당뇨병 증상도 악화되지 않았습니다. 그러나 백내장은 계속 좋지 않아서 곧 수술을 할 예정입니다. 앞으로는 협심증과 당뇨병

은 요료법과 약을 병용하면서 식습관을 개선하여 현재의 건강상
태를 유지할 계획입니다.

요료법으로 신장병을 고친 사람들

IY님 여성

저는 21세부터 23년 동안 신장병(네프로제)을 앓아서 10년간
입·퇴원을 되풀이했습니다. 단백이 다량 배출되면 약을 늘렸고
조금 안정되면 약을 줄여 퇴원했습니다. 감기가 들면 바로 단백
량이 증가했기 때문에 평소에 병원약, 한방약 그리고 건강식품
까지 병용하고 있었습니다.

1993년 가을에 빈혈증과 자궁근종 진단을 받았습니다. 생리
를 할 때 출혈이 너무 많아서 편안히 잠을 잘 수 없을 정도였습
니다. 그럴 때마다 증혈제와 호르몬제를 복용했습니다.

그러다 친구의 권유로 1994년 1월경 요료법을 시작했습니다.
약을 끊고 오줌만 계속 마셨지만, 단백량이 늘어 다시 약을 먹었
습니다. 중간에 근종은 작아지지 않아 적출 수술을 받았습니다.
퇴원 후 또 오줌을 프로폴리스와 섞어서 마시기 시작했습니다.

요료법을 하고 몸이 바로 좋아진 것은 아니었지만 점점 나아
지고 있는 것을 느낍니다. 작년 9월에 단백량이 극미량으로 나
왔다는 검사결과를 받아서 약을 많이 줄이기 시작했습니다. 이

제는 가끔 약을 먹지 않는 날도 있습니다. 게다가 오줌까지 잘 나와서 참으로 감사하게 생각합니다.

IN님 여성

저는 신장결핵이 있었습니다. 어머니께서 2년 반 동안 담도암으로 입원하셨을 때 간병을 하면서 오줌이 거의 나오지 않게 됐습니다. 그러다 우연히 나까오 선생님의 책을 보고 이 방법 밖에 없다는 생각으로 요료법을 시작했습니다. 평소에 요통이 너무 심해서 앉았다가 일어서기만 해도 눈물이 핑 돌았습니다. 놀랍게도 오줌을 마신 지 3개월이 지나니 요통이 사라졌습니다.

처음에는 오줌양이 적어서 하루 종일 200cc밖에 마시지 못했었는데 2년차부터 차츰 늘어서 이른 아침에는 200cc~400cc, 낮에는 100cc~200cc까지 가능해졌습니다. 그리고 3년차에는 800cc정도 마실 수 있게 되었습니다. 800cc정도 마신 지 2년이 지나자 신장에 더 이상 균이 나오지 않게 되었고 그 이후로는 병원에 다니지 않습니다.

종합병원 수준의 몸과 약의 부작용 때문인지 요료법의 효과를 보는 데 오랜 시간이 걸린 것 같습니다. 하지만 지금은 오줌양이 건강했을 때처럼 돌아와서 무엇보다 기쁩니다.

호전반응으로는 3일 동안 계속 머리부터 발끝까지 가만히 있을 수 없을 정도로 가려웠었습니다. 너무나 괴로워서 피부과에서 약을 처방받았습니다. 또 눈물샘이 말라버려서 아침에 갑자기 눈이 아프더니 떠지지 않았습니다. 진찰을 받아 안약을 넣었지만 한 달이 지나도 차도가 없어 오줌으로 눈을 씻었더니 17일 만에 좋아졌습니다.

WY님 여성

저는 3년째 요료법을 하고 있습니다. 자궁근종 수술 후 장 유착으로 변비가 생기고 장 폐쇄로 고통과 구토증이 있었습니다. 통증으로 움직일 수도 없고 가만히 있어도 괴로울 정도였습니다. 신기하게도 오줌을 마시고 나서 한 번에 나았습니다. 그때 아픔에서 해방된 것이 나에게는 '기적'이라고 생각됩니다. 정말 고맙고 감사할 뿐입니다. 나의 생이 다할 때까지 계속 마실 것입니다.

MK님 남성

양쪽 무릎이 아파 걷기 힘들고 바로 앉을 수도 없었습니다. 요료법을 시작하고 2~3개월에는 다리 아픔과 어깨통증이 거짓말처럼 나아서 즐거운 마음으로 여전히 오줌을 마시고 있습니다. 이제 어느덧 요료법 경력 3년차입니다. 호전반응으로 발에 통증이 있었지만 2~3일 만에 완전히 나았습니다.

백발이 무성했는데 2년째부터 검은 머리카락이 나고 있습니다. 또한 노안으로 눈이 쉽게 피로했었는데 그때마다 오줌을 눈에 넣었고, 기침이 나면 오줌으로 가글하고, 가려우면 오줌을 바르는 등 무엇이든 오줌을 이용하면 효과 만점입니다. 성기(性器) 옆에 가끔 고름주머니가 생겨 1주일에서 10일 정도 아프고 괴로 웠는데 오줌으로 열심히 씻었더니 부기가 내리고 곧 나았습니다. 오줌은 만능입니다. 평생 계속하여 건강하게 살겠습니다.

교원병과 스테로이드제 중독에서 벗어나게 만든 오줌

금년 34세가 되는 HM 씨는 10년 전 쯤에 난치병인 교원병에 걸려 고통을 받다가 요료법으로 건강을 회복하게 되었습니다.

취직활동을 시작할 23세 3월 무렵부터 몸에 이상을 느끼기 시작하여 5월 되어서는 아예 움직일 수가 없게 되었습니다. 교원병은 목욕할 때 마치 나비가 날개를 편 것처럼 습진이 생기는 특유의 증상을 보이는 병인데, 처음 제가 그 증상을 발견했을 때에는 그것이 교원병이라고는 생각하지 못했습니다. 이후 병원을 수없이 돌아다니며 검사를 한 뒤 마지막으로 피부과에 갔더니 "자네, 교원병이니 오늘 당장 입원해야 되겠네."라고 말하더군요.

이후 의사의 소견을 따라 입원을 결정했고 증상 자체는 가벼운 편이라 3개월 만에 퇴원은 할 수 있었는데, 좀처럼 완치가 되지 않아 그 이후에는 스테로이드제를 계속 복용했습니다. 물론 스테로이드제를 먹을 때는 편안함이 느껴졌지만, 통증은 사라졌어도 부작용이 심하여 얼굴이 둥글어지고 불안증세도 느껴졌습니다.

무리한 퇴원을 결정한 이유 중 취직활동이 큰 부분이었기 때문에 스테로이드제가 주는 편안함이 도움은 되었지만, 주 3회는 병원에 가야 했고 심지어 햇볕도 쬘 수가 없었습니다.

대학 시절, 아토피가 심했던 친구들이 단식을 하면 좋다고 했던 것이 기억나 시도해 보았지만 괜히 살만 빠지고, 그렇게 3년간 여러 번의 단식을 하니 저는 스테로이드제만 마시고 있는 상태에 처해 있었습니다.

그러다가 한번은 머리카락을 자르기 위해 이발소에 갔는데 갑자기 전신에 힘이 빠지기 시작했습니다. 동시에 관절이 붓고, 심할 때는 호흡도 하기 힘들었으며 정신이상 증세도 느껴졌습니다. 그런데 그때 머리카락을 잘라주던 쿠니다라는 이발사가 마침 요료법을 보급하는 분이었습니다. "혹시 결혼하셨나요?"라고 묻기에 "아뇨, 저는 지금 교원병에 걸려서… 아이를 낳으면 유전될 염려가 있어 결혼을 못하고 있습니다."라고 했죠. 그러자 쿠니다는 저에게 "그러면 요료법을 시작하시지요."라고 했습니다. 그래서 그날 즉시 시작했습니다.

제가 망설임 없이 시작할 수 있었던 이유는 오줌이 더러운 것이 아니라는 사실을 알고 있었기 때문이었습니다. 저는 몸이 약한 사람이라 건강에 관련된 책을 많이 읽었으므로 오줌의 성분이 혈액과 거의 비슷하다는 사실도 알고 있었고, 벌에 쏘였을 때도 오줌을 바르면 좋다는 것도 알고 있었습니다. 원래도 오줌의 효능에 대해 알고는 있었던 거죠.

쿠니다는 자신도 전에 췌장암을 앓았었는데 요료법을 하고 난 후로 췌장암이 나았다는 이야기를 해주었습니다. 저는 그것을 들으며 '암 같은 병도 나았다면 내 병도 나을 수 있겠지'라는 생각이 들었습니다. '설령 다 낫지는 않더라도 웬만큼 호전은 되겠지'라는 기대감이었던 것 같습니다. 그래도 사람들의 이목이 두려워서 가족들도 모르게 마셨습니다.

오줌을 마시는 것과 동시에 스테로이드제는 끊었습니다. 스테로이드제를 먹지 않으면 힘이 들 것이라는 점을 알고 있었지만, 몸이 지치고 피로가 느껴지는 것이 너무 힘들었기 때문에 어차피 낫지 않는 거라면 이런 상태로 계속 살아가는 것보다는 낫다고 생각했습니다. 병원에 가더라도 1시간쯤 기다리면 5분이나 10분 정도 대충 진찰하고 "별로 차도가 없네요. 저번과 같은 약을 처방해 드릴 테니 약국에 가서 받아가세요."라고 하는 것이 전부라 요료법을 더욱 선택하고 싶었습니다.

오줌을 아주 열심히 마셨습니다. 아침에도 마시고, 일하는 도중에도 마시고, 집에 와서도 자기 전에 마셨습니다. 아침에 마실 때는 반드시 프로폴리스를 넣어서 마셨습니다. 그리고 반년쯤 지나자 제 상태가 나아졌다는 것을 몸으로 느낄 수 있었습니다.

고미야마 선생이 "교원병이었다고요? 교원병이 치료될 때는 아주 심하게 잠이 와서 많이 자게 될 겁니다."라고 말한 적이 있는데, 그 말대로 몹시 잠이 쏟아졌습니다. 저는 담배나 커피를 매우 좋아해서 잠이 잘 오지 않는 편이고, 잘 자더라도 푹 잠들지는 못해서 "내일 일을 생각해서라도 자야겠다." 하던 사람인데 요즘은 밤 10시 반이 되면 "더 이상은 못하겠다. 이제 자야겠다."라고 할 정도로 잠을 푹 잡니다. 그때는 '오랫동안 숙면하지 못해서 병이 생긴 거였나.' 라고 생각할 정도였습니다. 안색도 좋아졌습니다.

또한 교원병 증상 중에는 레이노우란 것이 있는데 손가락 전체가 소시지처럼 부어오르는 것입니다. 그런데 요료법을 시작하면서, 원래는 2주에 한 번 좌우 손가락에 나타나던 것이 3개월에 한번쯤으로 줄어 최근에는 거의 나타나지 않습니다. 저는 26세에 요료법을 시작한 후로 지금 약 8년 정도 되었습니다.

호전반응은 아주 천천히 일어났습니다. 저의 경우 교원병이 류머티즘으로 조금 이전된 것으로 생각되는데, 무릎관절이 굉장히 많이 부어올라 걷지 못한 경우도 많았습니다. 이 증상은 오줌을 마시기 전부터 있었던 일이었는데 오줌을 마시고부터는 정기적으로 나타나게 된 것입니다. 그것도 오른쪽 어깨부터 왼쪽 무릎관절, 오른쪽 손가락으로 장소가 점점 옮겨 갔습니다. 그것이 3~4년 계속되었고, 지금 생각해 보니 처음에는 걸을 수도 없을 만큼 심한 통증이었는데, 점점 약해져 지금은 '아- 조금 아프네' 할 정도가 되었습니다.

또 아침마다 간혹 생기던 미열이 점점 약해지더니 결국에는 사라지게 되었습니다. 지금은 상태가 아주 좋아져서 병원에는 가지 않습니다.

일본에는 면역성 질환이 제법 많습니다. 난치병이기 때문에 국가에서 보조를 받지만, 전근을 하고 나고야 병원에 갔던 저는 보조를 받을 수 없었습니다. 지금은 아침저녁으로 오줌을 마십니다. 아침에는 반드시 마시고 저녁에는 생각나면 마십니다. 또 일이 불규칙적이기 때문에 스트레스가 많이 쌓이거나 몸 상태가 나빠지면 마십니다.

교원병 이외에도 장의 상태가 좋아졌습니다. 내장의 움직임이 활발하게 되었는데 처음 마시기 시작했을 때는 호전반응으로 몇 달 동안 설사를 했습니다. 저는 계속 요료법을 할 생각이고 결혼하면 아내와 자녀에게도 권할 생각입니다.

요료법으로 요통에서 해방된 어르신

저는 젊어서부터 건강해서 병원에 거의 가지 않았습니다. 하지만 나이가 들면서 몸에 문제가 생기기 시작했습니다. 어느 날 아침에 침대에서 일어나다가 등에 무엇인가 이상한 느낌이 들었습니다. 마치 큰 통증이라도 생길 것 같았습니다.

불쾌한 상태가 지속되던 때에, 친구가 제게 요료법 책을 추천해 주었습니다. 책을 읽어 보니 "요료법을 하고 있으면 건강하게 수명을 유지하다가 마른나무가 똑 부러지듯이 안정적으로 죽을 수 있다."라고 적혀 있었습니다. 평소에 이렇게 임종을 하고 싶은 마음이 있어서인지 무릎을 '탁' 쳤습니다. 그리고 그 다음해 1월부터 매일 아침마다 오줌을 한 컵씩 마시기 시작했습니다.

요료법을 시작한 지 수개월이 지나니 등의 통증이 사라졌습니다. '역시 요료법이 효과가 있구나' 하며 감탄하고 있던 중에 며칠이 지나서 다시 통증이 생겼습니다. 이번에야말로 심각한 격통이었습니다. 너무 아파서 움직이지 못할 정도여서 병원에 가서 진찰을 받았습니다.

진단 결과는 등뼈가 비틀어져서 생긴 통증이었습니다. 저는 그대로 집에 돌아와서 마시는 오줌양을 늘리고 적극적으로 운동을 시작했습니다. 그렇게 꾸준히 병행하며 4개월이 지나자 통증이 거짓말처럼 나았습니다.

그리고 재작년 9월 어느 날에 집을 나서다 왼쪽 무릎에서 통증을 느꼈습니다. 통증을 무시하고 무리하게 외출하였고 계단도 오르내렸더니 결국 무릎에 물이 차게 되었습니다. 물을 빼고 병원에서 치료를 받았으나 완쾌가 되지 않아서 다시 요료법에 집중하기로 했습니다. 요료법과 함께 수영을 하니 작년 9월부터 무릎이 건강해져서 더 이상 통증을 느끼지 않을 수 있었습니다. 이제는 요료법만 하고 있으면 어떤 병도 무섭지 않다는 확신이 생겼습니다.

30년간 지속된 좌골신경통과 두통 회복

저는 40년 전 돌에 걸려 넘어지면서 무릎을 다쳤습니다. 그런 이유로 무릎통증은 시간이 지나면서 허리까지 올라와 심한 요통까지 일으켰습니다. 통증이 너무 심해 외과병원에 가서 X-ray 검진을 받아보니 밑에서 네 번째 척추 뼈가 상한 것을 알 수 있었습니다.

그렇게 30년이 지나도 낫지 않는 좌골신경통 때문에 매일이 좌절이었습니다. 그동안 주사를 맞아보고 깁스를 해보고 지압, 뜸, 한방치료 등등 여러 가지 치료를 받아보았습니다. 이 방법들은 일시적인 통증은 줄여주지만 증세는 나아지지 않았습니다. 결국엔 한 달에 서너 번 정도 걸을 수밖에 없었고 꼼짝없이 누워만 있는 지경까지 되었습니다.

그러던 차에 건강잡지에서 요료법 기사를 읽게 되었습니다. 원래는 아픈 곳에 요습포 정도만 하는 줄 알았는데 오줌을 마신다고 하니 깜짝 놀랐습니다. 솔직히 말해서 그 기사가 진짜인지 아닌지 의심스러웠습니다. 하지만 지푸라기라도 잡는 심정으로 요료법을 시험해 봤습니다.

30년 동안 겪은 통증과 구부러진 허리 때문에 고생한 것만 생각하면 하루라도 빨리 벗어나고 싶었기 때문입니다. 간절한 마음으로 시작한 요료법의 효과를 더욱 빨리 보기 위하여 하루에 세 번씩 마셨습니다.

놀라운 사실은 요료법을 한 지 한 달도 지나지 않았는데 요통이 사라지고 허리가 꼿꼿하게 펴진 것입니다. 그 기쁨은 말로는 형언할 수 없을 정도였습니다. 요료법의 효과는 이것만이 아닙니다. 좌골신경통을 겪은 후로 목이 심하게 부어 머리의 사분의 일 정도가 저렸습니다. 비가 오려 하면 머리가 쾅쾅 울려서 도저히 참을 수가 없을 정도였습니다. 하지만 요료법 이후로 거짓말 같이 나아서 잠을 잘 잘 수 있게 되었습니다. 이 뿐만 아니라 주변 사람들도 효과를 알아보고 나이 팔십에 그렇게 젊어 보일 수가 없다고 칭찬을 하기도 합니다.

요관결석의 심한 통증, 고혈압, 목의 마비, 졸음 회복

저는 고혈압으로 평소에 몸 상태가 좋지 않았습니다. 가족이 모두 혈압이 높기 때문에 가족력이라고 생각하고 거의 체념하다시피 살았습니다. 그리고 오랫동안 혈압약을 복용했지만 혈압이 내려가지 않았습니다. 30대 후반부터는 가만히 있어도 심장이 뛰었고 이런 증상이 이전보다 빈번해서 불안했습니다.

그러던 어느 날 우연한 계기로 나까오 선생님의 요료법 책을 읽었습니다. 요료법으로 건강을 회복한 사람들의 체험담을 읽고 깜짝 놀랐습니다. 저랑 같은 증상을 겪고 있는 사람들도 요료법으로 회복이 되었다는 것입니다. 또한 '오줌을 마시면 고통 없이 임종한다.' 라는 책 속의 문장이 제 마음에 쏙 들어왔습니다. 그래서 주저할 것 없이 오줌을 마시기로 결심했습니다.

저는 고혈압 외에도 30세 때 갑자기 요관에 돌이 생겨 극심한 고통에 시달려야 했습니다. 1년에 한 번은 뜨거운 불에 덴 것 같이 고통이 심했습니다. 그래서 종종 입원하여 진통제와 이뇨제를 수없이 복용했었습니다. 하지만 요료법을 시작하면서 고통이 서서히 사라졌습니다.

결석은 매해 봄이면 생겼는데 오줌을 마신 이후로는 더 이상 봄이 두렵지 않게 되었습니다. 입원을 하지 않고 한 가지 약으로도 고통이 사라지게 되었습니다. 이제는 병원을 안 가도 전혀 문제가 되지 않습니다.

솔직히 요료법을 시작했을 때는 고통만 사라졌으면 소원이 없겠다고 생각했습니다. 이제는 고통이 사라진 것뿐만 아니라 병자체가 낫게 되어 감탄하고 감사할 따름입니다.

사실 저는 어렸을 때부터 목에 혹이 있어서 갑상선 호르몬 분비에 문제가 있었습니다. 병원에서는 정기적으로 검사를 받으라고 했지만 생활에 별 문제가 없는 것 같아 그냥 두었습니다. 신기하게도 오줌을 마신 이후로 혹까지 사라져 버렸습니다. 또한 살결도 고와지고 머릿결도 좋아지면서 얼굴에 주름이 사라졌습니다. 69세의 나이에 이렇게 건강한 이유는 오직 요료법 덕분입니다.

주근깨를 옅게 하고 살결도 곱게 만드는 오줌의 효능

저는 홍콩에서 태어나 지금은 일본에서 20년째 양복디자인과 기초화장품 가게를 겸하고 있습니다. 평소 식생활에 세심한 주의를 기울여서 건강관리를 하곤 합니다. 언젠가 친한 친구가 암으로 세상을 떠난 후로는 내가 지금 당장은 건강해도 암이 걸려서 죽을 수 있겠다고 생각을 하게 되었습니다.

그러던 어느 날 친척과 건강이야기를 하던 중 요료법을 알게 되었습니다. 바로 책을 구해서 읽었고 저자인 나까오 선생의 말을 믿고 오줌을 마시기로 결심했습니다. 아침에 오줌 한 잔(200ml)을 마시면서 가글을 하고 얼굴에도 마사지하듯 바른 후 30분 후에 물로 씻었습니다.

저는 10년 전에 기분전환으로 태닝샵에 다녔습니다. 그 때문인지 피부에 트러블이 생겨서 얼굴에 주근깨가 생기게 됐고 피부과를 다니게 되었습니다. 꾸준히 상담을 받고 치료를 했지만 더 나아지지 않았습니다. 하지만 요료법을 시작하면서 오줌 팩을 만들어 한 달을 꾸준히 하니 주근깨가 옅어졌습니다. 그렇게 뚜렷하게 박혀 있던 주근깨가 사라지고 살결 전체에도 윤이 나니 요료법 효과에 놀랄 따름입니다.

그 뿐만이 아니라 태닝으로 모근까지 상처를 입어 앞머리에 흰머리가 생기고 탈모가 진행되었습니다. 자포자기하던 중 요료법을 하니 머리카락이 새로 나는 기적을 체험하게 되었습니다.

게다가 생리불순 상태였는데 지금은 정상으로 돌아와 하루하루를 즐거운 마음으로 지내고 있습니다. 몸에 문제가 있을 때만 마시는 것이 아니라 평소 건강할 때도 오줌을 마신다면 병 예방에도 좋다고 생각합니다.

당뇨병과 간장병이 사라지고 치주염이 치료되며 노안을 회복한 도미야현 75세 하타케다 마사유키님

저는 1981년에 아내가 세상을 떠난 것에 큰 충격을 받아 한때 종교에 심취한 적이 있었습니다. 정신적 충격뿐만 아니라 건강도 좋지 않아서 아내의 사망보험금은 종교단체의 헌금과 건강식품으로 탕진했습니다.

당시 건설회사에 다니고 있었고 일이 끝나면 밤새도록 술에 취해 있었습니다. 식사는 대충 먹고 술로 마음을 달래니 영양실조와 수면부족으로 건강이 망가질 대로 망가졌습니다. 그러다 몸무게가 이전보다 8kg 불어나고 목이 타는 것 같은 갈증과 나른함까지 생겼습니다.

당뇨병 증상이었습니다. 사실 병원을 가서 진단을 받은 것이 아니라 제 스스로가 책을 보고 진단한 것입니다. 평소에 병원과 의사를 신뢰하지 못한 탓에 자가진단을 한 것입니다. 정확한 병명이 어찌되었든 제 건강이 심각하다는 것을 온몸으로 느끼고 있었습니다.

그 무렵 우연한 기회에 건강잡지 「소카이」에서 요료법 기사를 본 것이 지금으로부터 10년 전입니다. 처음에는 오줌을 마시는 것에 대해 상당한 저항감을 느꼈습니다. 하지만 몸을 생각하면 이대로 놔둘 수 없는 상태였기 때문에 술과 담배를 끊어버리고 요료법을 실천했습니다.

20대에 각막염 수술을 한 적이 있었는데 그때와 같은 증상이 호전반응으로 나타나기도 했습니다. 그것도 잠시, 요료법을 시작한 지 5년이 지나니 모든 병증이 없어졌습니다. 특히 치주염으로 치아가 들떠서 생긴 통증이 사라졌습니다. 그리고 피부마사지와 오줌 가글을 매일하니 시력이 개선되었습니다. 얼마 전 운전면허를 갱신하려고 시력검사를 했었는데 안경이 필요하지 않았습니다.

몸이 회복된 지금도 매일 오줌 한 컵을 마시고 있습니다. 요료법은 돈이 들지 않으니 여러분들도 한번 실천해 보기를 권합니다.

간경변과 방광암 그리고 혈색 회복한 미혜현 72세 도야아키라님

저는 새로운 것에 대해 호기심을 갖고 즐기며, 마음에 드는 것이 있으면 주저 없이 실행하는 성격입니다. 1996년 봄에 읽은 「소카이」에서 요료법에 관한 기사를 보게 되었습니다. 브라질에서 요료법을 보급하고 있는 가와노 도시오 의사가 오줌으로 병을 이겨냈다는 내용이었습니다.

글을 읽으면서 '나도 해보고 싶다' 라는 마음이 크게 들었고, 그렇게 요료법을 시작하여 벌써 3년이 지났습니다. 사실 저는 평소 오줌에 대한 편견이 없었습니다. 어렸을 적에 담임선생님께서 상처 감염을 방지하려면 오줌으로 소독하라는 조언을 해주었기 때문입니다.

오줌을 마시기 시작한 지 일주일이 되었을 때, 아침에 오줌을 마시려고 하니 코피가 쏟아졌습니다. 이튿날 아침에도 코피가 쏟아져서 병원에 가서 검사를 해보았지만 원인을 알 수가 없었습니다. 나중에 생각해 보니 호전반응이었고 착실하게 요료법의 효과가 나타났던 것입니다.

예전에 술을 좋아해서 간경화 진단을 받았습니다. 하지만 요료법을 꾸준히 실천하면서 간경화가 자연스럽게 사라졌습니다. 금주도 했었지만 오줌의 효과에 굉장히 놀랐습니다. 그리고 피부도 깨끗해지면서 혈색이 좋아졌습니다.

또한 오줌의 색이 진해지더니 커피색으로 변했었던 적이 있습니다. 핏덩이와 붉은 실 같은 것이 함께 나왔습니다. 내시경 검사를 받으니 방광암이었습니다. 수술을 하고 입원 중에 아무도 모르게 화장실에서 오줌을 마셨고, 결국 완치판정을 받았습니다. 그 후 3개월마다 암 전이 상태를 검진받았는데 이상증후는 없었습니다. 이제 저는 이전보다 더 건강해졌고 요료법을 하는 이상 두렵지 않습니다.

혈압과 혈당 정상화, 비문증 사라진 오사카 72세 오쿠다 타에고님

저는 신장이 151cm이고 체중이 85kg로 젊어서부터 비만이었습니다. 그 때문인지 30년 내내 여러 가지 병에 시달렸습니다. 혈압은 190~200이고 혈당은 400이 넘어 당뇨병 진단을 받았습니다. 또한 비문증이 생겨서 날파리 같은 벌레가 항상 눈앞을 날아다니는 것 같은 현상에 시달렸습니다. 다른 사람들이 눈이 빨갛다고 말할 정도로 눈에 문제가 있었습니다.

이런 증상들을 6개월 만에 해소시켜 준 것은 다름이 아닌 요료법이었습니다. 약 반 년 전에 책을 정리하던 중 우연히 바닥에 떨어진 것이 건강잡지「소카이」였습니다. 바닥에 떨어져 펼쳐진 페이지에는 요료법 기사가 있었습니다.

자기 오줌을 마신다는 것도 충격적인 일이었지만 더 놀라운 것은 한 달 전에 돌아가신 아버지가 꿈속에서 황금색 물속에 있던 것이 기억났습니다. 그 물이 바로 '오줌이구나' 생각을 하고 바로 요료법 제창자인 나까오 선생님께 전화를 하고 요료법 책을 읽었습니다. 그리고 아침저녁으로 오줌 180ml와 프로폴리스를 섞어서 마셨습니다.

6개월이 지나니 혈압이 140까지 내려갔고 혈당도 110으로 정상수치를 찾았습니다. 또한 다양한 방법을 다 써도 줄지 않던 체중이 68kg으로 줄었습니다. 의사가 어떻게 하기에 이렇게 회복이 됐느냐고 고개를 갸우뚱했습니다.

지금은 그렇게 고민했던 비문증도 사라졌습니다. 게다가 검은 머리도 나서 염색도 필요 없게 되어 새삼스럽게 요료법의 놀라운 효과를 통감했습니다. 앞으로 요료법을 멈추지 않을 것입니다. 완전히 쾌유가 되면 주변사람들에게 권하려고 마음먹고 있습니다.

방광암을 고친 요료법 체험담

2004년 1월, 일간지 겐다이에 게재된 요료법 체험담입니다.

저는(시라시키, 나가사키 현 거주, 66세) 방광암 때문에 매일 약을 복용해야만 했습니다. 처음 몸에 이상을 느낀 것은 1998년 9월 5일 오후 5시가 좀 지나서였습니다. 화장실을 갔는데 돌연히 새빨간 혈뇨가 나왔습니다. 너무 놀라서 바로 병원을 찾았고, 의사는 다음날 아침에 다시 오라고 했습니다.

아침에 다시 병원을 방문했을 때, 의사는 방광암 진단을 내렸고 2~3개월의 시한부 판정을 받았습니다. 의사가 해줄 수 있는 치료는 항암주사와 10회의 방사선치료 처방이 전부였습니다. 더욱이 제 암의 경우에는, 침윤성 방광암이기 때문에 췌장까지 전이되기 시작했고, 아무리 오래 살아봤자 7개월이라는 판정을 받았습니다.

무거운 마음을 이끌고 힘겹고 어려운 마음으로 가족에게 저의 병에 대해 알려주었습니다. 제 말을 듣자마자 딸이 오줌을 마시면 항암치료를 하지 않고 나을 수 있을 것이라며 요료법을 권해 주었습니다. 덧붙여서 동양의학적으로 봤을 때도, 오줌을 마시는 것이 암의 80%를 치료해 준다고 하여 저는 지푸라기를 잡는 심정으로 시작하게 되었습니다. 또 그 시기에 항암제를 투여 받는 중이었는데 부작용이 너무 심해서 1주일간 큰 고생을 겪고 있었기 때문에 요료법을 선택하는 쪽으로 마음이 더 빠르게 기울었습니다.

그 이후 아무도 모르게 컵에 오줌을 받아서 마시기 시작했습니다. 물론 첫날은 오줌을 마시는 것이 너무 힘들어서 한 번에 다 마시지는 못하고 조금씩 나눠 마셨습니다. 오줌을 마시는 동시에 암에 좋다는 식물을 찾아 열매 한 개씩을 먹고, 잎을 우려서 한 잔씩 매일 마셨습니다. 그렇게 일주일이 지났고, 갑자기 오줌의 색이 투명해진 것을 볼 수 있었습니다. 무슨 일일까 궁금한 마음에 내시경 검사를 받았는데 이상하게도 암세포가 작아졌다는 진단을 받았습니다.

반신반의하며 시작한 요료법이었지만 그날 이후부터는 확신을 가지게 되었습니다. 그로부터 반년이 지났을 때, 의사가 항암 치료를 하지 않아도 될 정도로 회복이 되었다고 판단했고 저는 11월 25일에 퇴원했습니다. 시한부선고를 받았던 환자가 요료법을 통해 낫게 된 것입니다.

이후 상태가 너무 좋아졌기 때문에 암 전문 요양병원으로 옮겨 식이요법과 온열요법을 병행했고 1개월 후에는 집으로 돌아갈 정도로 회복이 되었습니다.

시한부 방광암 선고를 받고 5년이 지난 지금, 저는 너무나 건강하며 당연히 요료법을 지속하고 있습니다. 지금은 암뿐 아니라 천식, 고혈압, 요통도 모두 정상화되었습니다. 또 혈류가 좋아지니 수족냉증도 사라졌고 머리카락도 새로 났습니다. 이제는 건강 걱정을 하지 않고 부부동반으로 여행을 다니면서 행복한 나날을 보내고 있습니다.

요료법과 불임 - A. L 보르

아이가 생기지 않아 불임클리닉으로 찾아온 한 인도부부가 있었습니다. 검사 결과, 남편의 정액에는 임신을 가능하게 하는 충분한 양의 정자가 없었습니다. 그래서 남편은 치료를 받으며 임신을 위해서 최선을 다해 노력을 했습니다. 하지만 노력을 비웃기라도 하듯 아무런 효과가 없었습니다.

그러던 중 『아유르베다』라는 의학서적을 접하게 되어 요료법을 알게 되었습니다. 의사에게 찾아가 요료법에 대해 상담을 하니, "당신의 오줌을 아내가 마시게 하고, 아내의 오줌을 당신이 마시세요."라고 권하는 것이었습니다. 부부는 주저하지 않고 요료법을 시작하였고, 꾸준하게 요료법을 실천했더니 2개월 차에 아이를 갖는 놀라운 결과를 보았습니다. 두 사람은 부부관계도 이전보다 더 좋아진 것 같다며 더욱 기뻐했습니다.

독일 저자 칼펠 토마스의 『참으로 특별한 신의 선물』 중
요료법 체험담

피부
레나테 케이, 힐덴 거주

이전부터 쓰려고 했는데 게으름을 피우다가 이제야 저의 체험
담을 씁니다. 저는 벌써 15년째 아무런 부작용 없이 요료법을 하
고 있고, 덕분에 자잘한 병치레들이 사라져서 그동안 들던 병원비
를 아껴 저축도 좀 할 수 있었습니다. 요료법은 피부미용에도 좋
습니다. 예를 들어 눈과 콧구멍을 뚫은 수건을 오줌에 적셔서 얼
굴에 45분 동안 덮고 있으면 아주 좋습니다. 피부에는 촉촉한 습
기를 주고 잡티나 사마귀들은 없어지게 됩니다. 물론 나는 그 외
에도 절제된 영양소를 섭취하고, 술은 가끔씩 조금 마시나 담배는
피우지 않습니다.

사마귀
칼 하인즈비, 도르트 문트 거주

30년 전, 저는 기계 공장에서 보링오일을 만지면서 일을 했습니
다. 그 때문인지 양쪽 손등에 사마귀가 났습니다. 너무 징그러워서
사람들과 악수도 할 수 없었죠. 식사도 혼자서 해야 했습니다. 의
사에게 갔는데 이 사마귀를 제거할 수는 있지만 흉터는 어쩔 수가
없다고 말했습니다. 그런데 큰형이 제게 자기 전에 규칙적으로 손

에 오줌을 바르라고 권했습니다. 또 아침에는 손을 염석 비누로 씻으라고 해서 그렇게 해보았습니다. 그 결과 4주가 지난 후 제 손은 어린아이 엉덩이 피부처럼 깨끗하게 되었습니다.

백일해
익명 요청, 모어스 거주

제 아들이 두 달 전에 아주 심한 백일해를 앓았습니다. 그래서 방송을 본 후에 요료법을 한번 시험해 보아야겠다고 생각했습니다. 아이에게 컵에다 오줌을 누고 그것으로 가글링을 하도록 하기까지는 많은 설득이 필요했지만, 처음 시도한 후에 기침 발작이 줄어들자 아이는 계속해서 했습니다. 마침내 병은 극적으로 회복되었고 기침은 급속도로 줄었습니다. 일주일이 지난 후에는 기침은 물론 기침발작 때마다 따랐던 극심한 두려움조차도 떨쳐버릴 수 있었습니다.

치통
익명 요청, 에어 프드 스타트 거주

저는 평소 글을 잘 쓰지 않습니다. 그러나 2주 동안 밤새도록 치통에 시달려야 했던 저를, 통증에서 완전히 구출해 준 오줌 양치를 꼭 전해야 한다는 의무감에 이 글을 쓰게 되었습니다. 그렇습니다. 5분 정도 오줌을 입안에 자주 머금고 있기만 했을 뿐인데 괴롭던 치통이 사라졌습니다. 물론 처음에는 이런 일을 전혀 상상도 할 수 없었죠. 만약 통증이 견딜 만한 정도였다면, 또 치과가 그렇게 두렵지만 않았더라면 요료법을 쉽게 할 수는 없었을 것입니다. 고맙습니다.

구내염
아네테 에스, 랑엔 아이케 거주
저의 요료법 경험이 여러분께도 도움이 되었으면 좋겠습니다. 어느 날 밤 여동생 실비아가 악을 쓰며 울었습니다. 우리는 동생을 보고나서야 그 이유를 알았습니다. 입술과 입안은 퉁퉁 부어 있었으며 고름으로 꽉 차 있었습니다. 엄마하고 아빠는 서로 번갈아가면서 동생을 안고 어쩔 줄을 몰라 했습니다. 다음날 아침 할머니가 오셨는데 할머니는 실비아가 오줌을 싼 기저귀를 빼서 입안을 닦아 주었습니다. 물론 실비아는 싫다며 미친 듯이 울었습니다. 그런데 점심때쯤 되었을 때, 실비아의 입은 많이 나아 있었습니다. 다음날 아침 할머니는 그것을 한 번 더 반복했고 실비아의 입안 염증은 매우 좋아졌습니다.

무좀
레나테 케이, 힐덴 거주
발톱 곰팡이(무좀)에 대해 비교적 최근의 경험을 전해드립니다. 2년 전 제 발톱은 거의 녹아 있었고 피부과 의사도 발톱을 빼는 것만이 곰팡이를 없애는 유일한 방법이라고 했습니다. 그러나 저는 의사의 말을 따르지 않고 4주 동안 밤새도록 발가락을 제 오줌을 적신 솜으로 감아서 치료했습니다. 지금 제 발톱은 예쁘게 다시 났고 현재까지 아무런 부작용도 없습니다.

손의 습진
익명 요청, 뷰르젤렌 거주

오줌 치료를 통한 아주 긍정적인 경험을 전해드리고 싶습니다. 10년 전부터 있던 손의 습진 때문에 전문의에게 다니고 있었지만 별 효과가 없었는데 제 오줌으로 치료하고부터 9주 만에 완전히 없어졌습니다.

손의 습진
안톤 일, 레클링 하우젠 거주

어렸을 적, 손 가장자리에 짐승의 발톱처럼 튀어나온 커다란 습진이 있었는데, 어머니께서 그곳에 오줌을 누어 보라고 했습니다. 저는 어머니의 조언을 따랐고, 그것은 곧 없어졌습니다.

동상
익명 요청, 뷔페탈 거주

어렸을 때 발이 얼어서 집에 돌아오면 아버지는 양동이를 가지고 들어와서 그곳에 오줌을 누라고 하셨습니다. 그리고 그것으로 발 목욕을 시키셨습니다. 여기서 중요한 것은 자신의 오줌에 발을 넣는 것이었습니다. 저는 이 방법을, 발이 자주 얼었던 러시아 출장 때도 자주 썼었고 덕분에 발 건강을 유지할 수 있었습니다.

동상
의사 레기나 디, 보쿰 거주

전쟁 중, 저는 양쪽 발에 심한 동상이 걸렸습니다. 동상의 증세는 대학생 첫 학기였던 1946년 로스톡에서, 겨울에 특히 심했었습니다. 날씨가 얼마나 추웠던지 대학교가 문을 닫아야 할 지경이었습니다. 너무 고통스러웠고 양쪽 발이 너무 간지러워서 잠을 잘 수도 없는 지경이었습니다. 그때 아주 유명한 노부인이 발을 금방 받은 따뜻한 오줌에 담가 보라고 일러주었습니다. 고통에 시달리던 저는 바로 실천했고, 저를 괴롭히던 동상은 영원히 사라졌습니다.

네덜란드에서 출판된 『황금의 샘-요료법의 완전한 가이드』에서 발췌한 체험담

WM님(네덜란드 여성)

예전에 인도에서 잠시 살았을 때 있었던 일입니다. 평소에 거래하던 은행에서 자주 보이던 은행원이 어느 날 나오지 않더니, 장티푸스에 걸려 중병으로 생명이 위태롭다는 이야기를 들었습니다. 그런데 얼마 후에 은행에서 볼 수 있었는데 아주 건강한 모습이었습니다. 궁금한 마음에 어떻게 중병에 걸렸는데 갑자기 건강을 회복했느냐고 물어보니, 요료법으로 장티푸스를 치료했다고 말해 주었습니다.

제게는 아이가 넷이 있는데, 그 중 한 아이가 전염성 단핵구증이라는 혈액병을 앓고 있었습니다. 항상 몸이 쇠약하고 무기력하며 열이 잘 났습니다. 저는 은행원이 말한 대로 그 아이에게 오줌을 누게 해서 마시도록 했습니다. 처음에는 두려웠지만 유모가 잘 협력해 줘서 요료법을 실천하는데 큰 용기를 얻었습니다.

유모는 인도 남부의 게랄라주 출신으로 어부들의 대부분이 오줌을 약으로 사용하고 있다고 말해 주었습니다. 고기 잡을 때 나타나기 쉬운 상처를 그대로 두면 감염증의 원인이 되니까 오줌을 약으로 사용한다고 했습니다.

아이에게 며칠간 요단식을 시키고 매일 몇 시간 오줌으로 마사지를 해주었습니다. 다행히 아이가 적극적으로 요료법을 해주니 건강과 식욕이 크게 회복되어 학교에서도 활발하게 지낼 수 있게 되었습니다.

아이의 회복을 눈앞에서 본 저도 요료법이 하고 싶어졌습니다. 저는 18세 때부터 생긴 기관지염, 부비강염, 만성빈혈로 몸 상태가 평소에 좋지 않았습니다. 그렇게 요료법을 시작하고부터 점차 상태가 좋아지더니 헤모글로빈 수치도 상승하고 표준치까지 증가하여 담당 임상병리사가 놀라워했습니다.

건강해진 후로 잠시 요료법을 중지했지만 흉부에 종양이 생겨 악성이 될 것 같다는 생각에 다시 시작했습니다. 처음에는 요료법으로 종양을 치료하겠다는 저를 모두 반대했습니다. 하지만, 제가 병원에서 받을 수 있는 치료법은 화학요법과 유방절단 수술뿐이었습니다.

아무래도 그것만은 피해야겠다는 생각으로 요료법을 다시 시작하였습니다. 그렇게 오줌을 열심히 마시니 어느 새 종양이 없어져 있었습니다.

이제 저는 상처가 나도 오줌을 사용합니다. 3도 화상을 입은 사람도 고친 경우가 있고, 그때 흉터까지도 사라졌습니다. 아이들이 다치거나 벌레에 물리거나 쏘였을 때 요습포를 해서 치료합니다. 예전에 간호사로 일을 한 적이 있어서 약의 부작용을 꽤 많이 봤기 때문인지 더욱 요료법을 빨리 받아들인 것 같습니다. 또한 개인적으로 건강요법을 접하면 언제나 실험을 해보는데, 그 중에 요료법이 가장 좋다고 자부할 수 있습니다.

TA님(호주인 남성)

1988년에 장과 간장 그리고 임파선에 암이 발병했고 3개월에 걸쳐 세 번이나 수술을 받았습니다. 암 투병으로 피골이 상접해졌고 머리도 많이 빠졌습니다. 게다가 마취, 항생제, 수술 후유증으로 인해서 면역력이 급격히 나빠졌습니다. 투병생활이 감당이 되지 않으니 화학요법을 거절하기에 이르렀습니다.

할 수 있는 것이 더 이상 없게 되니 기도밖에 나오지 않았습니다. 그러던 어느 날 친구에게서 『생명의 물』이란 책을 선물 받았습니다. 하나님이 응답해 주셨다는 확신이 들어 열심히 책을 읽었습니다. 책을 읽은 대로 실천하면 완전히 나을 것이라는 마음으로 굳게 결심하고 요료법을 시작했습니다. 그리고 실망감을 덜기 위해 완전히 나을 때까지 의사나 누구에게도 말하지 않기로 결심했습니다.

저는 명상과 휴식을 하면서 채소주스와 샐러드 위주로 먹고 간장의 치유를 위해서 육류나 가공품, 유제품, 지방을 3개월간 먹지 않았습니다. 그리고 매일 오후에 머리부터 발끝까지 오줌으로 마사지하였습니다. 오줌마사지를 하면 피부를 통해서 임파선으로 잘 흡수되기 때문입니다. 다음날 아침 샤워를 하여 씻는 식으로 마사지를 진행했고 이른 아침과 식간 그리고 밤까지 하루에 오줌을 7회 마셨습니다.

요료법을 시작한 지 9개월 정도가 지나니 안색이 훨씬 좋아졌습니다. 그래서 작은 기대를 가지고 의사에게 진단을 받으러 갔습니다. 의사는 검사결과를 보자 굉장히 놀라워했습니다. 내가 이미 죽었을 거라 생각하고 있었다는 것입니다. 그리고 내 몸에 암의 흔적이 어디에도 남지 않았다는 혈액검진결과를 받았습니다.

프랑스판 요료법 아마로리(Amaroly) 닥터 솔레이유 저서 중 암스트롱의 케이스보고

말라리아 완치

활발한 스포츠맨 타입인 Q씨는 2년여 전에 아시아로 여행을 갔다가 말라리아에 감염이 되었습니다. 그는 의사인 저에게 오기 전까지 36번의 말라리아 공격으로 극심한 고통을 겪고 있었습니다. 앓을 때마다 키니네라는 약으로 치료를 했는데 낫지가 않아 마음고생을 했었습니다. 그러다 제가 권유한 요단식을 10일간 했더니 신기하게도 말라리아 병이 완치가 된 것입니다. 이제는 아주 몸이 아주 건강해졌고, 이를 유지하기 위해 요료법과 올바른 식습관을 꾸준히 지속하고 있습니다.

유방암과 빈혈

평상시에 빈혈로 고생하던 40세 아르 부인에게 유방에 달걀만 한 크기의 종양이 생겼습니다. 의사는 암 선고를 내리자마자 즉시 수술을 권했습니다. 하지만 그녀는 수술을 하지 않고 요료법을 하기로 결심했습니다. 그리고 바로 오줌을 마시면서 단식을 하는 요단식을 시작했습니다. 아르 부인의 남편은 매일 한 시간씩 부인의 오줌으로 머리부터 발끝까지 마사지를 해주었습니다. 그리고 밤낮을 가리지 않고 유방에 요습포(거즈나 면 수건을 오줌에 적신 것)를 붙여주었습니다. 이렇게 착실하게 요료법을 하였더니 10일 째 되는 날에 유방에서 종양이 사라지게 되었습니다. 검사를 해준 의사는 믿을 수 없다는 반응을 보이며 놀라워했습니다. 아르 부인은 유방암만 치유된 게 아니라 평소에 앓던 빈혈까지 사라져서 전보다 더욱 건강해졌습니다.

의사 헤르스의 체험담

1929년 독일, 의사 헤르스는 환자의 오줌을 가지고 근육주사를 만들어 임상시험을 했습니다. 그 결과 인체에 필요한 비타민 (A, B, C), 세포재생에 필요한 물질, 세포 간 쌓이는 노폐물을 청소하는 효소 그리고 결핍된 호르몬을 채워주는 등 다양하고 유익한 영향을 미치는 것으로 나타났습니다.

임신

헤르스 의사에 의하면 임신 중에 겪는 입덧은 호르몬 불균형에 의한 것이기 때문에 요료법으로 충분히 치료할 수 있다고 합니다.

알러지와 천식

헤르스 의사는 환자에게 알러지성 항원을 접촉시켜서(보통 환자는 이것을 피하려고 하지만) 항체 농도를 높이고 다시 항원을 돌려보내는 방식으로 항체-항원 반복투여치료를 했더니 놀라울 정도로 회복이 된 결과를 보았습니다.

편두통, 소화기관의 염증, 피부병, 전염병

헤르스 의사는 편두통, 소화기관의 염증, 피부병 그리고 전염병 환자에게 자신의 병을 병원에 완전히 의지하기보다 자기 오줌으로 치료하는 것이 더 간단하고 쉬운 방법이라고 말합니다. 중요한 것은 누군가에 의해 수동적으로 하기보다, 자발적인 마음으로 요료법을 하는 것입니다.

발바닥의 사마귀 - C. K 로잔타

어느 날 갑자기 발바닥에 작은 크기의 사마귀가 생기더니, 오른쪽 발바닥과 뒤꿈치에도 옮겨가기 시작했습니다. 원인도 알 수 없이 점점 크기도 커졌습니다. 발을 디딜 때마다 엄청난 통증을 느낄 정도로 크기와 규모가 커지기에 무언가 조치를 해야만 했습니다. 그래서 평소에 알고 있었던 요료법을 실천해 보기로 했습니다. 매일 아침 큰 병에 오줌을 누어, 자기 전에 오줌을 묻힌 면양말을 신고 그 위에 두꺼운 털양말을 덧대어 신었습니다. 꾸준히 반복을 하자 서서히 사마귀의 크기와 양이 줄어들더니 완전히 사라지게 되었습니다. 4개월 동안 양말 속에서 오줌이 사마귀를 없애고 있었던 것입니다.

각막염, 장염, 독감, 불면증 - R. N 쥬네브

저는 몇 개월 전부터 각막염을 앓았습니다. 눈에 처방받은 안

약을 넣어도 차도가 없었습니다. 그러다 오줌이 좋다는 이야기를 듣고 스스로 오줌을 매일 눈에 조금씩 넣었습니다. 일주일째 지속적으로 넣었더니 눈이 더 이상 치료가 필요 없을 만큼 회복이 되었습니다. 안과의사는 정말 신기하다며 깜짝 놀랐습니다. 그 이후에 오줌을 눈뿐만 아니라 피부에도 발라 보았더니 이전에 비해서 아주 매끄러워졌고 깨끗하게 되어 색이 맑아졌습니다. 또한 손에 있던 갈색점도 없어졌습니다.

매일 아침 소량의 오줌을 마시니 평소에 잘 앓던 감기, 축농증 그리고 독감까지 모두 나았습니다. 저를 괴롭히던 장염도 아침에 아무것도 먹지 않고 세 컵의 오줌을 마시기 시작한 다음부터 깨끗하게 나았습니다. 잠이 오지 않을 때에는 오줌을 조금 마시면 편안하게 잠을 청할 수 있었습니다. 몸의 균형을 유지시키는 것은 아침 오줌이 밤의 오줌보다도 효과가 있는 것 같습니다. 이러한 오줌의 효능이 놀라울 따름입니다. 원인도 모르는 병이 찾아오기를 기다리는 것보다는 예방차원에서 오줌을 지속적으로 마신다면, 병으로부터의 저항력을 높일 수 있을 것입니다. 모두가 저처럼 오줌으로 건강을 지킬 수 있기를 소망합니다.

에이즈에 효력이 있는 요료법 - 유럽과 태국 보고

저는 어릴 때부터 몸이 약해서 병원에 자주 드나들곤 했습니다. 10대에는 알코올에 중독되어 20년 동안 술을 끊을 수가 없

었습니다. 게다가 20대에 마약중독까지 더해지니 정상적인 생활
이 불가능했습니다. 그렇게 11년간 만신창이가 되어 형편없는
삶을 살아왔습니다.

　그러다 1985년, 저는 에이즈에 걸리게 되었습니다. 정말 비참
했습니다. 에이즈는 저의 체력을 극단적으로 저하시켰고 피골이
상접할 정도로 야위어서 마치 살아 있는 시체와 같은 상태로 만
들었습니다. 또 피부는 헤르페스 모양인 반점이 나타나 이전의
피부를 찾아볼 수 없을 만큼 변해 버렸습니다.

　1986년, 아내가 세상을 떠난 후로 저 또한 죽음이 눈앞에 다
가왔다고 생각하게 되었습니다. 그때부터 자연요법에 관련된 책
은 모조리 읽기 시작했습니다. 제가 자연요법에 눈을 돌린 이유
는 여전히 현대의학에서도 에이즈에 대한 대책이 서지 않아 속
수무책이었기 때문이었습니다. 그래서 저는 4년에 걸쳐서 자연
식이요법과 명상을 실천하며 자연요법을 공부했습니다.

　그러던 중 1989년 스위스에 있는 '닥터 솔레이유'라는 자연
요법 단체에 참여했는데, 그곳에서 처음으로 요료법을 알게 되
었습니다. 그 단체의 한 여성이 황색의 액체가 담긴 컵을 들고
마시면서 오줌은 에이즈에 효과가 있다고 저에게 요료법을 권했
습니다. 이때의 놀라움은 지금도 잊을 수가 없습니다.

　저는 에이즈를 고치고 싶은 마음에 주저하지 않고 오줌을 마
시기로 결심했습니다. 처음에는 입에 머금자마자 즉시 토해 버

렸습니다. 오줌 맛이 좀처럼 익숙해지지 않았지만 2주가 되니 기분이 상쾌해지는 것이 느껴졌고 동시에 살 수 있겠다는 확신이 생겼습니다. 그 후로 매일 5~6잔의 오줌을 마셨습니다.

요료법의 효과가 나타난 것은 입술부터였습니다. 계속 짓물러 있었던 입술이 거의 깨끗해졌고 얼굴에 돋은 여드름 같은 것이 사라지기 시작했습니다. 그러나 전신에 나타난 반점은 좀처럼 없어지지 않았고 쇠약한 체력은 생각처럼 회복되지 않았습니다. 한때는 여러 가지 호전반응으로 고통을 받기도 했습니다.

결국 몸 상태가 좋아지는데 2년이라는 세월이 걸렸습니다. 2년 동안 스위스의 산 속에 들어가서 요료법을 지속했고 호흡법과 명상을 같이 하면서 에이즈와 싸웠습니다. 지금은 체중도 늘고 체력이 생겨서 보통 사람들과 다르지 않은 생활을 할 수 있을 만큼 회복이 되었습니다. 저의 요료법 체험에 관하여 에이즈 환자 등 여러 사람들 앞에서 이야기를 할 수 있을 정도로 몸이 회복되었습니다.

에이즈 환자는 자신이 처해 있는 상황에 몰입되어서 죽음이 눈앞에 닥쳐왔다는 공포감에 사로잡힙니다. 그래서 자포자기의 마음으로 다른 사람의 의견을 들을 생각조차 하지 않게 되는 경우가 많습니다. 제가 그랬었기 때문에 충분히 이해할 수 있는 일입니다.

하지만 이제 그들의 닫힌 마음을 열어 '에이즈에 효과가 있는 요료법'을 알려주는 것으로 에이즈 환자의 삶에 빛을 찾아주는 일이 저의 사명이라고 생각합니다.

Chapter 5

요료법 한담(閑談)

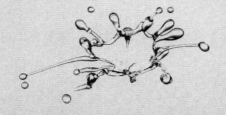

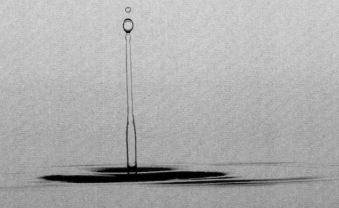

알아둘 일

아침에 물 한 잔

우리부부는 항상 새벽 5시에 일어나 각자 요료법을 실시한 후 집 근처에 있는 공원 주위를 산책하고 육각정으로 향했습니다. 매일 아침 많은 사람들이 운동을 하려고 육각정으로 모였습니다. 육각정에 모인 사람들과 단전호흡을 1시간하고 우리는 집으로 돌아왔습니다.

이른 아침부터 나이 드신 많은 분들이 산책도 하고, 조깅이나 배드민턴, 에어로빅 등을 하며 모두들 건강을 위해 노력하는 모습이 참 감탄스러웠습니다.

그런데 일본 게잉 대학교 교수인 가토 에이이치의 말에 의하면 "아침 운동을 하러 오는 사람들이 기상과 함께 물을 마시고 오는 사람이 몇 명이나 될까?" 걱정이랍니다.

만일 아침에 일어나서 바쁘게 옷을 갈아입고 집을 뛰쳐나오면 그처럼 위험한 일은 없다는 것입니다. 건강을 위해 아침 일찍 일어나 산이나 공원 그리고 헬스클럽에 가서 운동하다가 뇌혈전이나 심근경색을 일으켜 죽는 사람들이 간혹 있기 때문입니다.

이러한 것들은 모두 혈관이 막히는 병으로 혈액이 엉기기 쉽게 때문인데, 이런 현상의 빈도는 하루 중 아침에 일어나서 3시간, 즉 오전 6시부터 9시경이 가장 높아진다는 것이 미국 하버드 대학 연구팀에 의해 밝혀졌기 때문입니다.

노화의 원인인 활성산소가 나쁜 콜레스테롤(LDL)과 결합하여 혈액 속의 마크로파지라는 세포에 둘러싸여 동맥경화가 진행 중인 사람에게 특히 위험합니다. 그래서 아침에 일어나면 반드시 물을 한 컵 마시는 습관을 들이도록 해야 합니다.

사람은 수면 중에 한 컵 정도의 땀을 흘립니다. 이 양은 활동하고 있는 낮에 비하면 확실히 적은 양이나 자는 동안은 수분을 보충할 수 없기 때문에 수면 중에 혈액이 농축되어 점도가 높아집니다. 그런 상태에서 혈액이 굳어지기 쉬운 아침 시간대를 맞이하므로 혈관을 막히게 하는 조건을 갖추게 됩니다.

이렇듯 아침에 일어나서 물을 마시지 않고 뛰어나가 운동을 해서 땀을 흘리는 것은 얼마나 위험한 일이겠습니까? 그런데 우리 MCL회원들은 아침에 일어나면 첫 번째로 오줌을 마십니다. 그리고 자기 전에도 오줌을 마시고 잔다는 것이 혈액을 맑게 하고 아울러 오줌 중에 들어 있는 수많은 성분들이 우리 체내의 자연치유력을 높여주기 때문에 우리들 건강에 일석이조의 역할을 하는 것입니다.

지난 시간동안 한결같았던 저의 간절한 바람은 정말 많은 사람들이 건강과 행복을 지키며 살 수 있는 것입니다. 우리 모두 꼭 건강을 지킬 수 있도록 열심히 요료법을 실천합시다. 오줌은 생명수입니다. 요료법보다 좋은 것은 없습니다.

요독증에 대해서

아직도 "오줌은 더럽다, 독이 있다, 배설물을 어떻게 마실 수 있느냐?" 등의 질문들이 그칠 줄 모릅니다. 때문에 이러한 생각을 가진 많은 분들이 요독증을 떠올립니다. 요독증은 중증의 신장계통 환자에게 나타나는 증상으로 구토나 하열, 의식장애 등을 일으키고, 말기에는 전신경련 그리고 혼수상태까지 일으키게 됩니다.

요독증이란 병은 얼핏 생각하면 오줌에 독이 있어서 그 독이 작용하여 생기는 병이라고 생각하기 쉽습니다. 실제로 요독증에 대한 설명을 찾아보더라도 많은 사람들이 "배출되어야 할 노폐물이 배출되지 못하고 체내에 쌓여서 생기는 병"이라고 이야기하고 있습니다. 그러나 가장 정확하고도 진실된 요독증의 정의는 "신장(콩팥)의 기능에 이상이 생겨서 과다한 요산과 질소 노폐물이 혈액 내에 존재하는 상태"를 말합니다.

마셨을 때 아무리 건강에 좋은 음료도 혈관에 직접 주입하면 안 되듯이, 정상적으로 배출되었더라면 아무 문제가 없었을 물질이 다시 혈액으로 흡수될 때 혈액조성의 조절이 원활하지 못하게 되기 때문에 큰 문제가 될 수 있습니다. 결국 혈액이 생체 내에 필요한 산소, 영양, 호르몬 항체를 신체 각부에 공급할 수가 없고, 또한 이산화탄소 및 그 외의 대사생성물질을 운반할 수가 없게 되는 것이 요독증의 원인이지 오줌 자체가 체내에서 독성을 나타내어 병을 일으키는 게 아닙니다.

신장장해 쥐 실험에서도 밝혀졌듯, 요료법은 신장질환 예방과 치료에 탁월합니다. 오해와는 반대로 요료법은 신장손상이 원인인 요독증을 예방할 수 있는 좋은 방법입니다.

국제요료법학회 참석 이야기

제1회 국제요료법학회 참석 후기

나까오 료이치 의사

인도정부의 후원으로 옛도시 고아의 아카데미홀에서 1996년 2월 23일부터 25일까지 제1회 국제요료법학회가 개최되었습니다. 참가국은 일본, 독일, 미국, 프랑스, 영국, 중국, 대만, 이스라엘 등 30여 개국이며, 참가자 수는 백여 명의 학자 그리고 그외의 연구자도 천여 명이었습니다.

인도는 유럽뿐 아니라 인도네시아 그리고 아시아 각국에서의 중심지로서 등거리외교(어떠한 나라에도 치우치지 아니하고 각 나라마다 동등한 비중을 두면서 중립을 지향하는 외교 정책)를 하고 있고, 특히 요료법에 관해서는 4,000년의 역사를 가진 나라이므로 제1회 국제학회의 개최국으로 가장 적합한 나라였습니다.

국제학회를 개최하는 경비는 인도의 주정부은행(State Bank India)이 맡았으며, 일본은 독일, 프랑스, 스위스, 미국, 네덜란드와 더불어 지원국에 속해 있었기 때문에 2월 18일에서 29일까지 인도에 머물면서 호스트역할을 다하고 귀국했습니다.

출발일인 2월 18일 나리타공항에 때마침 대설이 내려 탑승할 에어인디아기가 칸세이국제공항으로 착륙했고, 출발 또한 늦어져 정오 출발예정이 저녁 6시가 되어서야 이륙하게 되었습니다. 인도의 델리공항에는 한밤중에 착륙했습니다. 델리에 도착한 후 아그라, 자이푸르, 봄베이의 각 도시를 거쳐 22일에 비행기로 목적지 고아에 들어갔습니다.

첫날 개회식에서는 대표자의 인사말씀이 있었고 제가 일본을 대표하여 인사를 하고 단상의 촛불에 점화를 했습니다. 84세인 제가 일본에서 왔다고 소개하자 박수소리가 요란했습니다. 각국 대표들의 인사말이 끝나고 일단 휴식을 취한 후 총회연설로서 '요료법의 메커니즘에 관한 고찰'을 강연했습니다. 강연 내용을 일본어, 영어, 독일어, 불어, 중국어로 된 팸플릿을 나누어 주었습니다.

24~25일의 분과회에서는 요료법의 기초연구를 계속하고 있는 하야시바라생물화학연구소의 신정이 강연하였습니다. 그리고 41개국의 나라에서 강연을 하였는데, 암, 피부질환, 순환기, 췌장, 간장, 호흡기, 정신질환, 갑상선, 안과, 이비인후과(알러지

질환), 만성질환, 골질환, 당뇨병, 오줌 분석, 천식, 치과질환, 정력, 부인과 질환 등, 그 외의 요료법과 과학적 가치에 관한 연구, 5년간 또는 25년간 체험한 사람들의 체험담, 요료법의 개인차에 관한 연구 등 이미 일본에서 경험하여 발표된 내용들이 대부분이었고 그 중에서도 일본의 메커니즘에 관한 고찰이 가장 주목을 받았습니다.

25일 5시에 폐회식이 있었고 일본대표들은 인도의 여배우 바루샤 우스카온카루에게 작은 촛대를 선물로 받았습니다.

26일에는 고아를 떠나 이미 초대를 받은 봄베이 근교에 있는 고(故)데사이 전 수상의 저택을 방문하였습니다. 고인의 아들이 베푸는 저녁만찬에서 요료법 이야기로 꽃을 피웠습니다.

다음날 봄베이를 떠나 델리를 거쳐 일본 나리타공항에 도착하였습니다. 이번 인도방문은 요료법의 큰 발전이며, 2년 후에 독일에서 열리는 제2회 국제학회를 향해 요료법의 메커니즘에 관한 연구가 각국에서 활발히 진척되리라 기대합니다.

제2회 국제요료법학회 참여 기행

김정희 회장

1999년 5월 11일 오후 우리 한국MCL연구회 일행 6명은 김포공항을 떠나 홍콩을 거쳐 장장 16시간 만에 프랑크푸르트공항에 도착, 독일 땅을 밟게 되었습니다. 국제적인 도시라 영문표기가 많으리라는 예상과 달리 안내표시가 모두 독일어로 쓰여 있어 꽤 당황하였으나 다행히 영어에 능통한 독일인 공학박사 부부를 만나서 이들의 도움으로 우리의 목적지까지 무사히 갈 수가 있었습니다.

프랑크푸르트에서 완행열차를 타고 '훌다'까지 약 한 시간, 그곳에서 다시 소형 열차를 바꾸어 타고 목적지 '게스펠트'에 도착하니 벌써 한낮이었습니다. 차창 밖으로 휙휙 지나가는 넓은 유채꽃밭은 바람에 휘날려 노란 물결처럼 하늘거리고 푸른 숲 사이로 뾰족이 솟은 알라딘 램프 모양의 교회 탑과 형형색색의 예쁜 가옥들이 마치 동화 속에 나오는 그림만 같았습니다.

이번 모임은 세계 42개국에서 온 요료법 친구들이 한자리에 모인 가슴 설렌 모임이기도 했습니다. 게스펠트는 도심에서 멀리 떨어진 자연휴양도시로, 예약된 호텔에 각국 단체들이 속속 도착하고 있었습니다.

주최측에 보고하고 이번 대회 주최자인 쿠룬(네덜란드의 책 『황금의 샘물, 요료법의 완전한 안내자』의 저자)도 만나 인사를 했습니다.

한 가지 특이한 것은 화장실마다 'PHAMACY'(약국)라는 팻말을 붙여놓은 것입니다. 이를 보고 모두 이상하게 생각하기도 하고 당황했으나 오줌이 '약'이기 때문이라는 설명을 듣고서는 '역시' 하고 한바탕 웃기도 했습니다.

호텔로 돌아오니 일본에서 나까오 선생 일행이 도착했습니다.

저녁식사 후 나까오 선생과 우리 일행이 한자리에 모여 여정의 피곤함도 잊고 요료법 이야기를 나누었습니다.

13일 대회 첫날, 아침 8시 조금 지나 대회장으로 갔지만 이미 많은 사람들이 도착해서 등록을 하고 자료 배부도 시작되고 있었습니다. 9시 정각 쿠룬의 사회로 시작 되었으며 맨 처음 연설자로 나선 나까오 선생이 이미 우리 회보에 발표한 이론을 연설하여 많은 박수갈채를 받았습니다.

대회장에는 300여 명의 대표자들이 모여 오줌에 관한 이야기로 꽃을 피웠고 87명의 임상사례(그중 27명이 의사, 그 외 약사, 학자 등 다수)들은 제각기 차례를 기다리며 여러 다른 나라 사람들의 발표에 열심히 귀 기울이고 있었습니다.

한국MCL연구회에서는 '한국 요료법 활동상황' 을 이해영 총무가 발표하였고, 성균관대 강국희 교수는 '요료법 양돈' 에 관하여, 전 부산 약사회 회장인 김용태 약사는 '요료법과 식이요법으로 암과 당뇨를 치료한 사례' 를 발표하였고, 건강신문사 윤승천 사장은 '대체의학' 부분을 취재하기도 했습니다. MCL연구회 김기일 고문도 동행하여 모든 발표를 경청했습니다.

13일부터 16일까지 나흘간의 이 대회는 워낙 발표자가 많아 이튿날부터는 분과별로 여러 홀에서 나누어 발표가 이루어졌습니다. 이곳저곳 홀을 기웃거리는 사람들, 쉬는 시간을 통해 요가 시범을 보이는 사람, 세계 각국에서 출판된 요료법 책들, 사진들을 판매하는 사람 등 다양한 프로그램에 잠시도 쉴 틈이 없었습니다.

가장 곤란했던 것은 우리 일행 6명의 식사문제였습니다. 그곳은 독일의 큰 도시와 다르게 어디를 가나 독일 고유의 음식뿐이어서 먹거리 찾기에 너무나 고생을 하였던 것이 큰 추억거리이기도 했습니다.

마지막 날은 모두 모여 여흥도 즐겼는데 한 여인이 단상에 올라와 오줌을 마시는 모습부터 마사지, 눈, 코 귀에 넣는 모습을 팬터마임으로 표현하여 최고의 인기를 끌기도 했고, 특히 러시아에서 온 남녀의 독특한 춤도 많은 박수갈채를 받았습니다.

독일 방송작가인 토마스 칼맨(『참으로 특별한 신의 선물』의 저자)은 요료법을 시행하는 세계 각국의 분포도를 칠판에 하나하나 나라별로 표시해 가며 방송인답게 의젓하고 능수능란한 제스처로 청중을 사로잡기도 했습니다.

이번 대회에서 발표된 내용 중 가장 많은 치유사례는 암, 에이즈 및 고혈압, 당뇨병 등 성인병이고 그 외 피부질환, 안과질환 등 여러 난치병 환자들의 치료효과에 대한 보고가 있었습니다.

부록

요료법 국내 언론보도 및 주요행사

1989.10	월간 불광: 요료법 소개(김정희)
1990.4	건강 다이제스트: 난치병을 치료하는 요료법(김정희)
1990.5	건강 다이제스트: 장기능을 활성화시키는 요료법(김정희)
1990.7	건강 다이제스트: 오줌의 강정 및 항암작용(김정희)
1990.7	주부생활: 자신의 소변으로 건강을 되찾는다(김정희)
1990.11	퀸: 오줌을 마시면 암도 낫는다(김정희)
1990.12	한방과 건강: 오줌요법
1991.7	장생: 기적을 일으키는 요료법
1991.8	장생: 요료법 어디까지 믿을 수 있나(김정희)
1991.9	장생: 과연 오줌은 생명의 물인가(김정희)
1991.3.18	한국일보 민간요법: 오줌마시기-번진다(송영주 기자)
1991.4.7	일요신문: 요료법, 효과 크다 논란 낭설이다

1991.4	여성백과(KBS): 만병통치 민간요법의 특효약(?) 오줌, 하루에 한잔씩 오줌을 마신다
1991.4	대한생명: 맥주 마시듯 오줌을 벌컥(김정희)
1991.5.8	동아일보: 오줌 마시기 신드롬 (서울의대 김진규 교수, 임상병리학)
1991.5.6	스포츠조선: 오줌은 단순한 배설물 아닙니다(이종현 기자)
1991.7.13	조선일보: 소변을 마시는 일본인 최소 백만명
1991.8	건강 다이제스트: 고질적 만성질환을 오줌으로 치료한다(편집자)
1991.5	여성동아: 자신의 소변 마시는 요료법, 과연 효과있나 (홍태숙, 의사신문 편집국장)
1991.1.15	조선일보: 생존 경북호 선원 7명, 먹을 음식 없어 장화에 오줌을 받아 마시면서 견뎌냈습니다
1991.3.25	의학신문: 오줌이 난치병 치료효과 있는가?
1991.3.21	후생신보: 오줌치료법, 일본서 인기
1991.11	주부생활: 자신의 소변을 마셔(김정희)
1992.9.21	주간세이브: 기적의 건강요법 요료법, 오줌 한잔으로 성인병 고친다
1992.3	우먼센스: 요료법을 실천하여 기적적으로 병을 고친 사람들
1992.10	장생: 생명의 물이라 불리우는 오줌으로 성인병에 도전하는 요료법(이숙영 기자)
1993.1	MCL 한국지부 회보발간

1993.3	행복이 가득한 집: 입에서 입으로 전해지는 요료법, 고혈압, 당뇨병, 에이즈까지 효험봤다는데 (자유기고가 정윤정 기자)
1993.10.21	동아일보: 요료법, 기적의 건강법인가
1993.8	한국약국신문: 요료법 국내진출 확장
1992.7	일본 소가이 한국에서의 요료법(김정희)
1993.8.18	조선일보, 한국일보, 동아일보: 91시간만에 살아 나왔다, 한보탄광 광원1명, 갱목-소변으로 연명
1993.10.21	일간 스포츠: 요료법, 기적의 건강법인가
1993.10.18	한국약국신문: MCL연구회 요료법 세미나 -"자연치유력과 현대의학접점" 주제로
1993.10.25	중앙경제신문: 의학건강, 가신의 오줌 하루 한잔씩, 요료법 효과에 관심
1993.11.15	후생신보: 감기에서 암까지 모든 질병에 우수 (나까오 료이치)
1995.4.23	일요신문: 오줌, 편견 버리면 거의 모든 질병에 효과 (MCL연구회 취재)
1995.3.8	서울신문: 소변은 만병통치인가
1995.3.9	부산매일신문: 자기소변요법 "만병통치"
1995.7.2	동아일보: 백화점붕괴 생환자 윤성희(62세) 52시간 생환수기-소변을 받아 마셨다
1996.2.25	동아일보: 오줌으로 병 고칠 수 있다.
1996.2.25	한국일보: 자기오줌복용으로 질병치료
1996.2.25	국민일보: 사람소변에 암치료 특효물질 -안티네오플라스톤 단백질 함유

1996.3.26	국민일보: 자기오줌요법 선풍, 만병통치: 마시기, 양치질, 수백만 명이 애용, 의사 등 600여명이 인도의 세계요료법 학술대회에서 임상치료발표, 조선일보, 경향신문, 중앙일보, 서울신문, 부산매일신보 등등 여러 신문에서 자기소변요법을 소개하면서 만병통치, 인체조직재생, 암치료에 특효 등의 내용을 소개하였다.
1996.5.15	KBS 2TV 아침방송 무엇이든지 물어보세요: 김익환 선생님 (고교 교사). 고혈압으로 4번이나 입원, 유언까지 남길 정도로 건강이 악화되었으나 요료법과 자연식으로 지금은 혈압이 정상이다. 하나님이 주신 생명수이기에 아침에 일어나면 1잔 마시고 나머지로 머리감고 세수한다.
1996.6.10	조선일보: 암, 소변으로 쉽게 진단, 중국 시액개발 – 그 자리서 진단
1996.12.23	MBV 10시 임성훈입니다: 이소영씨 외 MCL회원들이 출연하여 오줌 마시기, 세수, 양치질하는 모습을 보여주었다.
1997.5.30	중앙일보: 北 주민 소변받아 약 만든다, 녹십자 혈전증치료제 현지공장 추진
1997.5.31	중앙일보 분수대 : 북한 사람의 소변
1997.6.12	중앙일보: 평양에 소변활용공장, 녹십자, 北과 합작 합의
1998.4.1	조선일보: 임산부 오줌에서 에이즈, 암치료물질 발견, 미국 메릴랜드 대학교수
1998.10	SBS 세상에 이런 일이: 26살때부터 현재 33세까지 오줌 먹는 사나이 소개(서울 종로구 동승동 정용관)
1998.11.12	SBS 저녁프로에 요료법 소개
1998.11.27	KBS 2TV 금요 미스테리: 요료법 집중소개
1998.12.25	동아일보: 오줌요법 본격 연구를
1999.4.19	EBS 환경과 오줌의 이용

1999.4.20	SBS 밀레니엄특급: 마릴린먼로의 맥주목욕, 양귀비의 요료법 목욕 이야기
1999.1	세계일보, 축산신문, 경기일보, 중부일보: "알고보니 생명수(강국희 교수)" 신간서적으로 소개
1999.4	건강패밀리(미디어에센스): 오줌으로 만병을 고친다 (강국희 교수) pp.128–131
1999.5.30	건강신문 제374호: 제2차 세계요료법학술대회 화보로 소개
1999.6	월간 건강가이드(건강신문 자매지): 요료법 화보로 소개
1999.6.23	한국경제 : 쥐 오줌에서 1g에 1억원하는 값비싼 의약품 (백혈병 치료물질)생산–가톨릭 의과대 교수팀, 소, 돼지의 오줌에서도 가능성이 있을 것이라고 전망
1999.7	서울대학교 동창회보 제256호: 요료법 소개 –자기 소변 마셔 암, 당뇨 치료한다. 한국MCL연구회장
1999.8.19	SBS 라디오방송(아침5~6시): 유영미 아나운서, 강국희 교수와 요료법대담
1999.9.15.	세계평화교수협의회 제209호 요료법연구동향(강국희)
1999.10.10	http://enviroweb.org/coe/snuffit2/lifewater.html 요료법하는 키신저 미국 국무장관 사진 소개
1999.10.18	MBC 화제집중: 강국희 교수, MCL회원
2000.1.28	MBC TV : 요료법 소개
2000.1	KBS 건강365 오줌먹고 나았다 체험담(4주간 연재)
2000.2	KBS 건강365: 황금의 생명수 요료법)
2000.1.25	식품일보: 축산기술연구소 장원경 박사팀에서는 EPO (erithropoietin, 조혈촉진호르몬)을 형질전환된 돼지의 오줌으로 분비 생산하는 연구

2000.6.22	SBS 라디오방송: 유영미 아나운서, 방주연씨와 함께 강국희 교수의 요료법 방송
2000.3.25	한국대체의학회(연세대 세브란스 병원 의사들 학술단체) 월례정기세미나에서 강국희 교수 요료법 강의
2000.4.3	시니어저널 건강을 위하여 오줌을(김정희)
2000.5	한국대체의학회지에 요료법의 과학성, 한국인 설문조사 2편의 논문투고
2000.6.1	오줌을 마시자(김정희-강국희 공저)
2001.2.13	마산 MBC에서 요료법 강의: 강국희 교수
2001.7.7	한국오줌건강운동본부 창립총회에서 요료법 강의: 김정희
2001.7.24	MBC TV 생방송 화제집중: MCL회원의 요료법 소개
2001.9.5	MBC TV 방송 왜! e멋진세상(중국의 주금부)
2001.11.4	SBS TV 방송 호기심천국 민간요법: 김정희 외 MCL회원
2002.4.6	동아일보 오줌요법 공방, 한형희 한의사(아로마벨한의원장)와 이윤수 박사(청박비뇨기과 전문병원장)의 논쟁
2002.4.9	MBC 특별한 아침 세상에 이런 일이 - 강국희, 한형희 한의사(아로마벨한의원장)와 이윤수 박사(청박비뇨기과 전문병원장)의 40분간 논쟁
2002.4.10	MBC 화제집중: 한형희 한의사가 요료법을 환자에게 권하면서 진료하는 장면, 세수하고 눈씻고 마시는 장면소개
2002.5.19	MBC 라디오방송(이침5-6시) 황현숙 아나운서, 김은경 작가 유산균이야기 끝부분에서 요료법 간략히 소개
2002.10.1	경기도 남양주시 수동면 수동요양병원 성동윤 원장: 요료법진료 개시
2003.5	브라질, 제3회 세계요료법대회에서 강국희 박사 강연

2003.7.7	SBS-TV 오후 6:40-50 생방송투데이(고지서PD, 성진영 작가): 강국희, 한의사, 양의사, 강종성씨 가족, MCL회원, 동의보감 소개
2003.7.14	스카이라이프 402채널(지오그래픽), 세계각지 인도, 중국, 티벳, 몽골 등지의 요료법 취재소개
2003.10.14	대한매일신문, 강국희 교수의 요료법 인터뷰 게재 -오줌은 벌릴 게 없는 건강의
2003.10.16 ~20	강국희 회장-평양방문, 노동당 고위층에 요료법 자료전달
2003.11.5	MBC TV 방송에서 와! e-멋진세상에서 중국사람들의 천하제일의 건강요법 요료법 소개
2003.11.13 ~18	강국희 회장-대만요료법협회 방문, 아시아대회 협조 및 제4회 세계요료법대회 협의
2003.11.26 ~29	강국희 회장, 소련 모스크바 방문, 요료법 대표자 면담
2004.1.20	기적을 일으키는 요료법(12년간의 한국MCL건강연구회 회보 합본)-1,2,3권 출간
2004.4.19	육군교육사령부 장교단 150명에게 요료법강의-강국희
2004.5.7	성균관대 ROTC학군단에 요료법강의-강국희
2004.6.14	MBC TV 생방송-화제집중, 강종성 생명수클럽 지부장 출연
2004.8.20	중앙일보: 수동요양병원 성동윤 원장, 아침 오줌은 보약, 14년째 마셔
2004.9.16	성남시 분당구 코오롱트리폴리스 노인회에서 요료법 강의: 김정희
2004.10.7	조선대학교 의과대학 교수 및 대학원생에게 요료법 특강 -강국희
2004.10.16	요료법에 대한 의사 좌담회-한국요료법협회

2004.10.26	수원시 권선구 노인대학에 요료법강의-강국희
2004.10.30	OK헬스 건강프로그램회에서 요료법 강의-김정희
2004.12.24	국회의사당: 요료법 국민건강정책특별강연회 기념 강연집 발간-한국요료법협회
2004.12. 26~27	EBS, 우리가족 프로에서 김기일 박사 가족초청 요료법 박사학위 내용 소개
2011.11	『의사가 체험으로 말하는 요료법』 김정희 회장 신간도서 출간
2012.9	『요료법의 기적』 나까오 료이치 개정판 도서 출간
2013.5	『의사가 권하는 요료법』 이영미 개정판 도서 출간
2014.8	『요료법의 기적』 나까오 료이치 개정판 대활자본 출간
2014.9	『의사가 권하는 요료법』 이영미 개정판 대활자본 출간
2014.11	『의사가 체험으로 말하는 요료법』 김정희 회장 신간도서 대활자본 출간

부록

요료법 국내외 행사

2001.7.7	한국오줌건강운동본부 창립총회(김용태본부장) 요료법 강의-김정희
2001.7.24	MBC TV 생방송 화제집중_MCL연구회원의 요료법소개
2001.9.5	MBC TV방송_왜! e멋진세상(중국의 주금부)
2001.11.4	SBS TV방송 호기심천국 민간요법 김정희 외 MCL회원
2002.5.11 ~12	MCL건강연구회원 제8회 요단식모임 (충청도 온양)
2003.8.23	한국MCL건강연구회 제100회 기념모임 (고미야마 가요코(일본), 김태수, 김용태, 강국희 교수 등 축사)
2003.11.5	MBC TV방송 왜! e멋진세상 (중국사람들의 천하제일의 건강요법 요료법)
2004.1.20	『기적을 일으키는 요료법』 1,2,3권 (12년간의 한국MCL건강연구회 회보합본) 출간
2004.2	제3회 세계요료법대회(브라질) 강국희 교수 참석
2004.5	일본, 제1회 아시아요료법대회 한국 23명 참가

2004.5.20 ~21	아시아유린 헬스네트워크 제1회 동경대회 (한국인 27명 참가)
2004.6.14	MBC TV 생방송 화제집중에서 강종성 출연
2004.7.7	iTV에서 웰빙요료법(김기일 박사, 한국MCL건강연구회 김정희, 이해영, 백현진, 조희자 등 출현)
2004.9.16	경기도 분당, 코오롱트리폴리스 노인회에서 요료법강의 김정희
2004.10.16	요료법에 관한 의사 집담회(성동윤 의사, 김혜경 의사, 진경희 의사, 전세일 의사)
2004.10.30	OK헬스 건강프로그램회에서 요료법 강의 김정희
2004.12.24	요료법 국민건강정책 세미나(국회의사당에서)
2005.5.15	제4회 세계요료법대회 준비 한일조직위원회 심포지움(성균관대학)
2005.5.30	건강신문사창립 14주년기념 및 요료법강의 (나까오 선생 비디오 상영) 김정희
2005.9.10	의약세계 오줌을 마신다 김정희
2005.11.12	의약세계 요료법으로 건강을 찾는 사람들 MCL회원 백현진
2006.4	자연치유력을 높여주는 오줌요법(월간 불광지 김정희)
2006.9.15 ~17	제4회 세계요료법대회 (한국 경기도 가평에서)
2007.5.9	일간스포츠 아침에 누는 첫 오줌 묘약이네(김천구 기자)
2009.5	제5회 세계요료법대회(멕시코) 강국희 교수 참석
2009.2.12	MBC TV 방송 나는 이상한 사람과 결혼했다(오줌 마시는 아내)
2009.4.11	제157회 한국MCL건강연구회 모임(경기도 분당)
2010.7.10	제167회 한국MCL건강연구회 모임(경기도 분당)
2011.11	『의사가 체험으로 말하는 요료법』 김정희 회장 신간도서 출간
2014.11	『의사가 체험으로 말하는 요료법』 김정희 회장 신간도서 대활자본 출간

요료는 아무나 하나

달팽이 작사

요료는 아무나 하나

오줌은 아무나 먹나

오줌은 아무나 먹나

믿음으로 마셔봐야지

건강의 기쁨도

질병의 고통도

나 자신이 만드는 것

어느 세월에 요료를 시작하여

무병장수 누릴까

요료는 아무나 하나

어느 누가 못한다 했나

요료는 아무나 하나

오줌은 아무나 먹나

오줌은 아무나 먹나

흔히 하는 얘기가 아니지

먹느냐 죽느냐

결정치 못하면

소용없긴 마찬가지야

어느 세월에 요료를 시작하여

무병장수 누릴까

요료는 아무나 하나

어느 누가 못한다 했나

*요료법을 널리 알리기 위해 달팽이가 작사한 것입니다.
가수 태진아의 사랑은 아무나 하나에 맞춰 불러봅니다.

요료법과 줄기세포

초판 발행   2019년 1월 20일
2쇄 발행   2022년 10월 10일

지은이   김정희
발행인   권윤삼
발행처   도서출판 산수야

등록번호   제1-1515호
주소   서울시 마포구 월드컵로 165-4
우편번호   121-826
전화   02-332-9655
팩스   02-335-0674

ISBN 978-89-8097-449-8   03510

이 도서의 국립중앙도서관 출판시도서목록(CIP)은
서지정보유통지원시스템 홈페이지(http://seoji.nl.go.kr)와
국가자료공동목록시스템(http://www.nl.go.kr/kolisnet)에서 이용하실 수 있습니다.
(CIP제어번호: CIP2018040417)